# 「食べる水」が体を変える

QUENCH

疲労・肥満・老いを遠ざける、最新の水分補給メソッド

医学博士
ダナ・コーエン
ジーナ・ブリア
服部由美＝訳

Beat Fatigue, Drop Weight,
and Heal Your Body
Through the New Science of Optimum Hydration

講談社

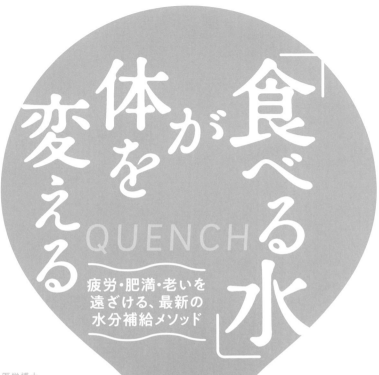

「食べる水」が体を変える

疲労・肥満・老いを遠ざける、最新の水分補給メソッド

ママたちとバニーブンブンとステファニーのために

# はじめに

水は命――"Mni Wiconi"

――ラコタ族の祈り

水分補給をテーマにした本書は、文化人類学者ジーナ・ブリアと統合医療専門の医師ダナ・コーエンというふたりの著者がさまざまな文化の伝統からひらめいたものだ。この極めて重要なテーマのために、互いに専門知識と研究、長年にわたる経験を持ち寄った。

ジーナは世界中の砂漠の部族を調査し、彼らがどのように干ばつ状態を生き抜いているのか理解しようとしていた。同時に彼女は700マイル（約1126㎞）離れた介護施設にいる年老いた母親のことを気にかけていた。やがてジーナは、母親が介護施設の多くの住人に共通した健康問題、慢性脱水症であることに気づく。多くの人がそうであるように、母親も密閉された屋内での生活がもたらす脱水作用に曝《さら》されていた。人工照明の下、長時間体を動かさず、加工食品を食べ、薬を飲み、新鮮な空気にほとんど触れないという、ほとんど干ばつと変わらない乾燥の影響を受けている。

なんとかして母親に必要な水分補給法を見つけなければならない。

ところがその答えは、調査対象だったあの砂漠の民のところにあった。彼らは水分補給のプロだった。乾燥した環境で水を探すのではなく、別の方法で水を見つけていた。彼らが行っていたのは多くの現代人が忘れたこと――**植物に封じ込められた水分を利用していたのだ。**ジーナはリンゴなどの生鮮食品に含まれる水分に注目し、母親の水分補給に利用してみると、結果は目を見張るようなものだった。母親は二度と脱水症にならなかった。

この単純だが健康に劇的な効果をもたらす方法について、誰も話題にしていないことに驚いたジーナは、心身の健康に、水――とりわけ効果の高いプラントウォーター――が与える力を人びとに伝え始めた。

その頃、砂漠の民の土地から地球を半周したマンハッタン島では、ダナ・コーエンがミッドタウンの医師として多忙な日々を送っていた。コーエン医師は統合医療専門医。ちょっとした不調にも薬を処方する医療から距離をおいたニューヨーク市の医師たちの、小規模だが発展しつつあるグループの一員だった。彼女のホリスティックなアプローチは最新の栄養学を取り入れ、それを健康を促す革新的な方法として患者に提供していた。つねに患者に役立つ新しい方法を探していた彼女は、それをテーマに本を書かないかという誘いも受けていた。しかし、心身の健康の一部分、あるいは患者のごく一部に的を絞った、ありふれた健康本やダイエット本を書きたいとは思わなかった。彼女が探していたのは、どの患者にも治癒を促す、より普遍的なメッセージだった。そして一部の患者を対象に、食品だけでなく水分補給を利用した新しい治療法の研究を始めていた。その結果に将来性があると感じた彼女は、規模を大きくしたいと考えていた。

ある日、ジーナとダナは仕事関係の共通する知人たちから勧められ、小さなオフィスで会った。すると、たちまち互いの興味の対象が同じだと気づいた。実際、ダナの診療所に来る患者のうち、説明のつかない疲労と活力不足を訴えない人はまずいなかった。これほど蔓延《まんえん》する訴えの背後にあるのは脱水症だろうか？　うまく水分を補給すれば、それが回復への解決策となり、衰弱を食い止めることができるのだろうか？　ジーナは自分の調査について熱心に語った。砂漠の民は非常にうまく植物を利用し、都会に住む人たちよりずっと長い時間、体の水分を保持していた。注目すべきは取っていた水分の量ではなく、吸収と保持の仕方だ。彼らは水分を多く含んだ植物を摂取していた。さらに彼女は、母親に果物から水分を補給させたところ、劇的な効果が表れた経験を話した。ダナはすぐさま、ジーナは何かをつかんでいると感じた。

「サボテンのことを考えて」とジーナはダナにいったあと、母親の脱水症をどうやって解決したのかを説明した。「オレンジジュースを飲ませるとき、チアシード（訳注／チアはシソ科の植物。種子はチアシードとして食用になる）を加えることで、水分貯留効果が2倍になったの」

ダナ自身にも似たような経験があった。15年前、介護施設にいた母親がアルツハイマー病で徐々に衰えていったとき、若き医師でありながら自分の母親を助けられなかったことに苛立ち、傷ついていた。さらに診療所で毎日、身も心も疲れ果て、体調を崩した患者たちを診察していたが、十分な水分を取らせることで回復していく姿をその目で見ていた。しかし、**水分補給の手段として食品を利用すること――「水を食べる」ことは、それまで考えていなかった。**

　ふたりの会話は、1992年に書かれた画期的な本、『病気を治す飲水法』へと移っていった。親しみを込めてバットマン博士と呼ばれるフェリードゥーン・バトマンゲリジが自分の臨床経験から、脱水症が多くの慢性疾患につながっている可能性について書いたものだ。その内容はダナとジーナのどちらにとっても、自分の意見と一致するものだった。つまり、科学者たちは水分補給を健康の重要な指標としてもっと利用すべきであり、**軽度であっても脱水症がつづけば多くの慢性疾患の要因となり、その影響は現在わかっているものよりずっと大きい**のだ。しかし、バットマン博士の本は、水分補給で健康問題を治すという現在でも読み応えのある内容とはいえ、20年前のものだ。その間には、水に関する画期的な発見がいくつもあった。

　ダナはジーナが持参したスムージーを飲みながら、新しいパートナーを真っすぐに見つめ、こういった。「水分補給について、一緒に新しい本を書きましょう」

　この出会いがひとつのアイデアの種をまき、その種は目を見張るほどの花を咲かせた。現在、ジーナは、本書『「食べる水」が体を変える（原題：Quench)』で伝える治癒力と新しい科学を後押しする非営利組織「ハイドレーション・ファウンデーション」の代表だ（訳注／Quench

は渇きを癒やすの意)。ダナは医師として、自らこういったアイデアを何百名もの患者の治療に取り入れ、その過程で目覚ましい成果を挙げている。

あなたが手にした本書は疲労感を解決してくれるかもしれない。頭痛、ブレインフォグ(頭にもやがかかったような状態)、体重増加、不眠症、腹痛、関節痛も消えるかもしれない。学校や職場での知性や認識能力を高め、スポーツ外傷や脳震盪《のうしんとう》からあなたを守ってくれる。こういったありふれた現代病はグルテン摂取や糖の取りすぎ、運動不足のせいだと誤解されることが多い。しかし、私たちには、健康パズルの欠けていたピース、これ以上見過ごせない極めて重要なピースがわかっている。水分補給は人が生き生きと暮らすための鍵だ。

本書では画期的な科学的知見に基づき、昔から伝わる伝統とも矛盾しない、まったく新しい簡単な取り組み「クエンチプログラム」を伝えていく。さらにそのすべてを5日間の活性化プログラム「クエンチプラン」にまとめ、最適な水分補給法を、親しみやすく、実行しやすいものにしている。

十分な水分を補給することで体を癒やせる。この点を理解すれば、劇的で大きな健康効果が表れるのを私たちはこの目で見てきた。この治療法をあなたと分かち合えることがうれしくてたまらない。このまま読みつづけ、もっと元気になってほしい——今すぐに!

# 目次

第1章 新しい水の科学——水分補給と健康のつながり……41

## 第2章 「食べる水」が体を変える
## ――水分補給に役立つ食品

## 第3章 水を体中にめぐらせる——筋膜と水分補給



## 第4章 細胞を潤すための「動き」——マイクロムーブメントの科学

第6章

# 一番水を必要とするのは誰か？——年齢・タイプ別の水分補給

第7章

「乾かない人」は老化しない
——肌・姿勢・睡眠と水の関係 177

## 第8章 5日間のクエンチプラン――水を食べるための食事の基本

## 第9章 水をたっぷり「食べて」健康になる——生涯使えるレシピ

序章

# 水分補給
# ——どうすれば体を潤せるのか

水は生命の要素であり基盤、母であり媒体である。
水なしに生命は存在できない。
——ノーベル賞受賞者 アルベルト・セント＝ジェルジ

長い間、必要な水分として、一日グラス8杯の水を飲むべきだといわれてきた。また、減量中であったり、体調が悪かったり、大きな競技会に向けてトレーニング中であったりすれば、グラス8杯ではまったく足りないとされてきた。これはおかしい。健康が話題になれば、たいていの場合、大切なのは控えめにしておくことだと教わるではないか。ところが水の話となると必ず、「もっと飲め、どんどん飲め」となる。私たちは健康を追い求めながらも、水をそんなにたくさん飲めるわけがないとずっと思ってきた。

この一般的な知恵は半分正しい。たしかに十分な水分補給は健康状態を向上させる鍵だ。しかし最初にすべきは、水分補給とはなんなのかを知ること。それは健康の基盤そのもの。あなたは水の塊《かたまり》だ。実際、控えめにいっても、人体の約65％は水だと考えられてきた。十分に水分を取っていなければ、健康を維持するためのあらゆる行動（運動、適切な食事、ストレス管理、睡眠）が意味のないものになってしまう。

人間は食物がなくても約2ヵ月生き延びられることは知られているが、**水なしではたった数日で死んでしまう。**しかし恐ろしいことに大多数の人は脱水状態にある――実際、米国人のうち、75％もの人が脱水症だという医師たちもいる。

**軽い脱水症は隠れた流行病だ。**あらゆる場所に存在しながら気づかれない問題であり、その緊急度は現代の生活環境のせいで新たな段階に入っている。

塩分が多く、水分の少ない加工食品など、私たちが食べるものを代謝するには、体に大きな負担がかかる。さらに水分を含んだ野菜や果物の不足が体を乾燥させつづけ、干《ひ》からびさせる。

その上、人はかつてないほど蛍光照明、空気を乾燥させる暖房や冷房に曝されている。電子機器も考慮に入れれば、さらに脱水状態が進む。

それに加えて、体の痛みやこわばり、アレルギーなど慢性症状を和らげるために使う**処方薬、市販薬そのものも体から水分を奪う。**ＦＤＡ（米国食品医薬品局）が脱水症の原因として報告している長い薬剤リストがある。あなたもそれを服用しているかもしれない。前回、抗アレルギー薬を服用したときのことを思い出してほしい――きっと脱水作用に気づいたはずだ。頭痛がするとアスピリンやアセトアミノフェンなどの鎮痛剤を飲むだろうか？　眠れないと睡眠薬を使うだろうか？　そのとき、水を多めに飲むようにいわれたことがあるだろうか？

脱水症の意外な原因はこれだけではない。**長時間、動かないでいると、細胞への水分供給だけ**

**でなく、非常に重要な老廃物の排出も妨げられる。**たいていの人は普段、人工的に作られ、淀《よど》んだオフィスの空気の中で、あるいは車内で動かずにずっと座りつづけているため、体内の水分とエネルギーの流れが悪くなり、文字どおり脱水状態となっている。

こういった要因が積み重なり、大部分の人は慢性的な脱水状態で生活している。これは疲労、集中力のなさ、気分の落ち込みはもちろん、不眠、そして意外にも体重の増加として表れる。

ミシガン大学のタミー・チャン博士と同僚たちの研究によれば、**肥満した人たちは水分を十分に取っていないことが多い。**またバージニア工科大学人間栄養学部の別の研究では、**食前に水を飲むと減量しやすい**ことがわかった。この研究を行った上級研究員ブレンダ・デイヴィーによれば、「12週間、一日3回、食前に水を飲んだ被験者は、水の摂取量を増やしていない被験者より約5ポンド（2・3kg）体重が減った」。

軽い慢性脱水症の影響は長く消えることはなく、体を衰弱させる可能性もある。私たちの考えでは、この水分不足はあらゆる流行病の温床であり、多くの一般的な病気ともつながっているかもしれない。それを示す症状には、午後の疲労、認識能力の低下、頭痛、体の衰弱、尿路感染症、便秘がある。しかし脱水症が起こす病気には意外なものもある。不眠症、免疫力低下、関節痛、また線維筋痛症、2型糖尿病、胃酸の逆流などの慢性疾患、さらにはアルツハイマー病も含まれる。これについては第1章で説明するため、ここでは、脱水症は心身の健康に大きな——かつ持続的な——影響を及ぼし得るというにとどめておく。

このように現在の水分補給の仕方が間違っているとすれば、どうすればいいのだろう？　そこで登場するのが本書だ。完璧な健康法など存在しないことはわかっている。しかし、それに近いものがあるとしたらどうだろう？　上手に水分補給する方法はある。適切に水分補給すれば、健康、活力、全般的な生活の質に劇的な効果をもたらすことができる。

## 水を「飲む」だけでは解決しない

水の力を手に入れる新しい方法を紹介させてほしい。本書が手助けするのは、適切に水分補給する方法（毎日、1ガロン〈約4ℓ〉もの水を一気に飲んだりすることではない）、そして飲んだ水を、最も必要とする筋肉、細胞、筋膜（体の結合組織）に浸透させる方法を見つけること。**十分な水を飲むといっても、量は必ずしも重要ではない。重要なのは吸収させること。**

だからこそ、私たちのプログラムでは、ただもっと飲めと勧めたりしない。なぜだろう？　それは体に水分を補給する際、水だけに頼っていては効率が悪く、体を傷つけることにもなるからだ。水を飲みすぎれば、細胞や組織から生命維持に必要な栄養素と電解質が流出して、健康を害し、体の活動能力を抑制する可能性がある。

第2章では、食事にもっと水分を組み込む必要がある理由を説明する。水だけに頼るのではなく、果物や野菜、種子といった植物や水分を含んだ食品から摂取するのだ。水分には大きな変化を起こす力があり、いったんそれを感じ取ったなら、単なるグラス1杯の$H_2O$を以前とは違う目で見るようになるだろう。

ところで適切な水分補給にはどんな効果があるのだろう？　子どもの場合、機嫌がよくなり、活発になる。よりうまく、より強く、より速くなりたいアスリートなら、適切な水分補給によって大逆転する可能性もある。頭痛、腹部膨満感あるいは慢性疾患のような健康問題を抱えている人なら、適切な水を取ることで症状が軽くなり、活力を取り戻せる。そして栄養や水分を十分に取れない高齢者にとっては、これはまさに命を救う情報となるかもしれない。強力な水分補給食品は簡単に食事に取り入れることができる。私たちは深いレベルで確実に水分補給する最良の方法を見つけ、あらゆる細胞の渇きを癒やせるように手助けしていく。それを本書では「クエンチプログラム」と呼ぶ。

5日間の活性化プログラム「クエンチプラン」では、数々のおいしい飲み物と食事療法、そしてクエンチプログラムの中心であるスムージーを紹介していく。どれも水分と栄養素満載の食品をうまく活用したもので、より深いレベルで十二分に水分補給を行い、水分をより長く体に留める。このプログラムには、実は水分補給の欠けている半分である第2部が存在する。それは水分を体の組織内に移動させること。第3章では、体の動きが水分供給につながる仕組みを説明する。クエンチプログラムの重要な特徴は、「マイクロムーブメント」も取り入れていることだ。これは一日に何度か行う、小さく単純な動きのことで、それにより水分を最も必要とする組織や臓器内へ送り込む。

第4章ではマイクロムーブメントを科学的に説明する。5日間、簡単なクエンチプランを実行すれば、活力を取り戻し、集中力を高め、消化機能も改善できるだろう。きっと私たちの水分補給法やマイクロムーブメントを毎日の生活に取り入れたくなり、そうすれば、痛みを感じることなく動き、自分にあるとは知らなかった新たな活力と共に生きていけるだろう。

## 脱水症についてのセルフチェック

まずは脱水症の有無を調べる自己評価テストを行ってほしい。

□体重を減らそうとしても減りそうにない
□のどの渇きが増した
□便秘気味だ
□尿量が減った
□腹部膨満感がある
□ブレインフォグがある
□午後に疲労感がある
□日中の眠気に困っている
□めまいがする
□ぐっすり眠れない
□筋肉のこわばりがある

□関節痛がある
□頭痛もちだ
□乾燥肌だ
□よく唇がひび割れる
□ドライアイだ
□ドライマウスだ
□口臭がある
□喉が乾燥する
□もっと水を飲む必要があると思う

質問のどれかに当てはまったなら、**体が「水分が必要だ」という合図を送っている**のかもしれない。それが治療の第一歩だと考えてほしい。しかし、ごくごく水を飲むだけでは十分ではない。このまま読み進め、水分補給する方法、体に水分を保持する方法を学んでほしい。あなたの健康はそれにかかっている。

## 現代の環境が水分を奪っている

「でも、私は水をたくさん飲んでいる」とあなたは思っているかもしれない。「私が脱水症になるはずがない」

自分では水を十分に飲んでいると思っていても、私たちは現代の生活様式が生んだいくつもの水分を奪う要因に曝され、軽い疲労を感じている。健康な体を植物だと考えてほしい――栄養たっぷりの土壌に根づき、ミネラルと水分を吸収し、太陽光と二酸化炭素を利用して、それを豊かな緑の葉に変える植物だ。水分を奪われた現代人の体は、それとは正反対のしおれた葉、乾きしなびた茎のようなもの。そんなふうに感じることはないだろうか？

人間は呼吸、発汗、排尿、排便により、一日2～3ℓの水分を失うと推測される。こんな諺を思い出してほしい――出たものは必ず入り、入ったものは必ず出ていく。体のホメオスタシス（平衡状態）を維持するためには、体から失われる水分は、取り入れる水分の量と等しく、微妙なバランスを取っていなくてはならない。

失った水分を十分に取り戻していなければ、脳、心臓、肝臓など重要な臓器の機能を調節するため、脳がホルモンシグナルを送り、生命維持とかかわりのない部分から水分を流用する。喉の渇きは必ずしも脱水症の早期警戒指標にはならないため、気づかないうちに軽い脱水症の犠牲になることもめずらしくない。脱水症はこっそり忍び寄ることもあるのだ。

## 脱水症の見極め方

残念ながら、慢性脱水症かどうかを見極める厳密な科学は存在しない。医師による確実な検査も、自分で水分量を判断する点数表もない。しかし、体が水分を必要としている可能性を示すよい指標はいくつかある――自宅でこういった自己診断を行い、自分の体の水分状態を改善できるかどうか見極めてみよう。

・**尿を観察する。**　大ざっぱだが、尿の色は水分摂取量のよいマーカーとなる。尿の成分は、水と尿素（代謝老廃物）、および炭水化物、酵素、脂肪酸、ホルモン、電解質といった有機物質だ。正常な尿は透明から薄い黄色であるはずだ。ビタミン剤などの薬を飲んでいれば、たいてい黄色が強くなる。濃い黄色の尿は脱水症を示している。尿の減少にも注意しよう。

・**皮膚をつまむ。**　特に手の甲をつまむとテント状になり、すぐ元の形に戻らないなら、脱水症になっている。

・**指の爪を5秒間押す。**　手を放し、元の色に戻るまでの時間を計る。体の水分状態がよければ、1～3秒で色が戻る。5秒以上かかるなら、脱水症の傾向にある。

・**体重の記録を取る。**　エクササイズの前後に測定するのは少々やりすぎだが、暑い環境での運動、長時間の運動、激しい運動をするなら、失っている水分量を細かくチェックしたほうが賢明だ。これは一流アスリートがやっていることだが、一回1時間を超える耐久訓練などを行った場合、必ず水分を大量に失っていないか確認する。さらに重要なこととして、失った水分を補給しているかも確認する（第6章のアドバイス参照）。

## 午後3時までのデスクワークで脱水になる

オフィスでの典型的な一日を思い描いてほしい。椅子から立ち上がることは滅多になく、ランチの注文さえ座ったままだ。長時間、動かないままでいるとき、体は細胞内への水分供給、老廃物の排出に悪戦苦闘している。そんなふうに座りつづけていては、水分の流れが悪くなるため、文字どおり脱水状態となる。

「ということは、今の倍の水をがぶ飲みしないと!」などと早合点しないこと。新たな研究から、健康に総合的に取り組めば、上手に賢く水分補給できることがわかっている。さらにそうしていれば、気分も、体の動きも、見た目も最高でいられる。本書で扱うのは日常的な脱水であり、病院で点滴をしなければならないような重度の脱水症ではない。本書では日常生活で失うものを補充する方法を説明する。具体的にはトイレでの排泄、発汗、ストレスについて、さらには暑い部屋、交通渋滞、乾燥した加工食品、薬物治療、そしていわゆる現代の生活という環境の影響について伝えていく。

ほんのわずかな脱水であってもその影響は大きい。**水分量が2%減少しただけで認知障害が確認できる。**それは1ℓに満たない水分損失だが、感覚能力の低下には十分な量だ。理解力が低下し、判断力が衰える。人生が味気ないものになる。それは脳が2%乾燥したからだ。そして、ほとんどの人は、一日のどこかでこの状態に陥っている。たいてい午後3時までに軽い脱水症になり、午後9時にもなれば、ほとんど空っぽになっている。一生の間、毎日、繰り返しカラカラになるまで乾く。このせいで日々老化が進んでいくのだ。

脱水症は健康のほぼあらゆる側面に悪影響を及ぼす。主要な大学や医療機関、さらに米国陸軍による最近の研究からわかったのは、**軽くても脱水症になると、関節痛、偏頭痛、手術後の痛みなど、重度および軽度の痛みを悪化させる**ことだ。それだけでなく集中力を低下させ、食欲を増進させてしまう。

しかし、こんな状態で我慢している必要などない。

## フライト中にひどく喉が渇く理由

飛行機は水分を奪う現代の生活環境の中でも、最悪のもののひとつであるのは間違いない。誰もがそれに気づき、誰もがそう感じている。**時差ぼけではなく脱水症こそ、飛行機に乗ると極度に疲労する最大の理由だ。**

加えて、私たちが慣れている普通の空気と比べ、機内の再循環空気は湿度が低いため、体からいっそう水分を奪う。飛行機の客室の湿度は通常20％未満で、快適な生活に必要な50％とは違う。長時間のフライトでは状況はさらに悪化する——国や大陸を横断するようなフライトでは、湿度は1％とかなり低くなることもある。これが喉の渇きを起こし、唇、目、鼻も乾ききる。次回、飛行機で飛びまわるときには、次のアドバイスを忘れないでほしい。

・一般的な目安として、フライト中は1時間に240㎖の水を飲む。天然塩を少し足すこと。つねに電解質を補給し、ミネラル不足にならないようにするためだ。天然塩を持ち歩き、水のボトルにひとつまみ入れるとよい。私たちは、塩を加えたボトルウォーターを飲み、ボトル2本ごとにリンゴ1個を食べている。リンゴの繊維質により体に水分を長く保持できるからだ。

・チア、カボチャ、ヘンプ、ヒマワリの種を小袋に入れて持ち込む。こういった種をあらかじめコーヒーミルで挽《ひ》いておき、飲み物に小さじ1杯以上入れ、シェイクするのはすばらしい方法だ。種をナッツのようにつまみながら水を飲んでもよい。水の吸収を促すだけでなく、水にエネルギーを加えてくれる。

・機内での姿勢は、フライト中に体内の水分の流れを維持する重要な要素だ。機内でよい姿勢を取る秘訣を教えよう。いったん背筋を伸ばして座り、ジャケットやセーター、枕や本を背中とシートの間に詰める。それが臍《へそ》のライン上にくるように詰め込むこと。これが背骨全体を正しい形に保ち、脊柱管を延ばし、滑液の流れを最大限にする最適な位置だ。これで集中力を発揮できるだろう。

・排尿の必要がなくても、立ち上がり、トイレに行く。1時間ごとに体を動かし、脚を伸ばしていれば、到着時に疲労を感じなくてすむ。隣席の人が道を開けるのが迷惑そうに見えても、実のところ、あなたはその人のひどい疲労や深部静脈血栓症の回避に協力している！　長時間座ったままでは、現実に血栓ができるリスクがあるからだ。くわしくは第1章を参照すること。

・フライト中にマイクロムーブメントを行う。顎《あご》を胸に当て、耳を肩に当て、肩甲骨を背もたれに擦《こす》りつける（第8章参照）。
・顔のマッサージをする。こめかみと耳の後ろを優しく揉んでもよい。頭痛が起きそうな気分になっても、体液を重要な場所へ移動させることで疲労が和らぐだろう。
・顔と手に水分を補給する。アロエ入りクリームを塗布すれば、乾燥した再循環空気に対して非常によい緩衝剤となる。体内の水分を保持するバリアになるだけでなく、抗菌、抗ウイルス効果もある。鼻腔にもローションを塗布すれば、水分を保持し、空気汚染から身を守れる。

## ペットボトルの水を飲んでも解決しない

誰もが、水を飲むことの重要性は理解している、上手に水分補給していれば元気でいられると思っていることだろう。実は、私たちはこれまで以上に上手に水分補給する必要がある。

西欧諸国のほとんどの人にとって、きれいな水はどこでも手に入るものだ——水道水がだめでもボトル入りがある。飲料調査会社によれば、ボトルウォーターの売り上げは２０１５年に７・９％上昇し、２０１４年の７％の上昇率を上回った。２０１６年、米国人は１２８億ガロン（約４８５億ℓ）のボトルウォーターを購入した。ボトルウォーターはどこにでもある。自販機であれ、スーパーの棚であれ、天然の泉から採取した水、逆浸透装置で濾過《ろか》した水、電解質を加えた水、ココナッツジュースやアロエを混ぜた水を見つけることができる。そういった添加物や、それが「体によい」という主張には、科学的なエビデンス（証拠）があるのだろうか？　健康的な水分補給を考えたとき、そんな割高な選択肢は、本当にあなたの唯一の選択肢、あるいは最良の選択肢なのだろうか？

ボトルウォーターはソフトドリンクに代わる健康的な飲料であり、どんどん一般的になりつつあるものの、ペットボトルの背後には、エネルギー消費、廃棄物処理などの環境問題といった影の側面があることがわかっている。ボトルウォーターの人気が高まるにつれ、問題が次々と生まれている。次のことをご存じだろうか？

・1ℓサイズのボトルウォーターの生産に3ℓの水が要る。
・1997年から2005年の間に世界のボトルウォーターの消費が2倍以上になり、米国に暮らす人たちが2005年には合計78億ガロン（約295億ℓ）、一人につき26ガロン（約98ℓ）と消費量が最大だった。
・水道水にかかるコストが1ガロン（約4ℓ）につき1ペニー以下であるのに対し、ボトルウォーターでは10ドルもかかる。
・ゴミの総量の14％は飲料容器である。

これほど多量の水を飲みながら、現代生活がもたらす脱水作用に対処できないとはなんという矛盾だろう。実はこういった水はどれも脱水症を解消してこなかったうえ、ボトルウォーターは短期的にも長期的にもつづけていける解決策ではない。水不足、記録的な干ばつ、深刻化する水質汚染は、生命に欠かせない水を当たり前のものと思ってはいけないことを絶えず思い出させてくれる。私たちに緊急に必要なのは、毎日、水が手に入るような新しい取り組みだ。私たちの社会がいつもボトルウォーターを飲むことで支えているのは、ある産業界。率直にいえば、環境を汚し、水を人びとの権利であり健康に不可欠なものではなく、ひとつの商品と見なしているビジネスだ。**ボトルウォーターは外出時の水分補給法として効果が低いだけでなく、帯水層などの水資源を枯渇させ、不必要な廃棄物を生み、途方もない価格がつけられている。**

しかし、深いレベルの水分補給を目指すクエンチプログラムなら、何をどれくらい飲むかと同じくらい、いつ飲むかが重要であるという理解に基づいているため、この貴重な資源をめぐる考え方を変えるだけでなく、ボトルウォーターへの依存を終わらせることもできる。私たちの方法は環境に優しく、水を飲む習慣が地球に与える影響について読者にじっくりと考えさせ、水の問題に立ち向かう世界のために、より健全な未来を育てるものだ。

## 脱水状態が頭痛から認知症まで引き起こす

ボトルウォーターや飲料に関する問題の他にも、飲むべきものに関して誤った情報があふれている——どのように、いつ飲むべきかについても同じだ。すでに述べたように、喉の渇きは必ずしも水分不足を伝える最も信頼できる警報ではない。たいていの人は疲労や頭痛を感じたとき、「何か食べなくては」と考えるが、実は必要なのは飲むこと。研究者たちの推測によれば、こういった症状は、**脳に組み込まれた「警報システム」**であり、体に大至急、水分補給が必要だという情報を伝えている。頭痛や苛立ち、集中力の欠如を感じているなら、あるいはなんとなく気分が優れないなら、おそらくすでに脱水症になっている。

この問題はやがて、頭がぼんやりする感覚やドライマウスでは済まなくなる。研究によれば、脱水症は——その大部分ではないにしろ——多くの病気につながる。第1章でくわしく説明するが、脱水症は次のような数多くの体の不調の直接的な一因となる。

- 頭痛。偏頭痛を含む。
- 衰弱と疲労。どちらも毎日のことで、線維筋痛症のような症状とも関連がある。
- 頭がぼんやりとし、集中力がない。
- 尿路感染症
- 便秘
- 不眠
- 免疫力の低下
- 心臓病
- 2型糖尿病
- 胃酸の逆流
- 認知症。アルツハイマー病を含む。

## 水を飲まない砂漠の民族が潤っていた秘密とは?

アラビア砂漠の遊牧民ベドウィン族は水分補給についてかなりくわしい。液体を飲むときにはガブガブと飲み、すすったりしない。朝、起き抜けにまず内臓をしっかりと潤わせ、すぐにその日の移動を始める。それはあまり水分を必要としないようにする彼らの対策のひとつだ。

成人ベドウィン族の毎日の水の摂取量は平均1ℓのみであることから、彼らが砂漠のあれほど過酷な条件下でどのように生き抜いているのか、人類学者たちはなかなか理解できなかった。しかし、人類学者はベドウィン族の食物摂取量を計算に入れていなかった。ラクダやヤギの乳がベドウィン族の水分補給の基盤で、ヤギのバターやギー(訳注/澄ましバター)をパンにたっぷり塗ったり、調理に使ったりして体に取り入れていたのだ。乳からもバターからも高濃度の電解質を供給できる。さらに民族誌学の逸話には、ベドウィン族が移動時に重い黒衣をまとい、それで自分の呼吸と汗で湿ったテント、つまり湿潤効果のある小さな環境を持ち歩いていたことを伝えるものもある。

いっぽう私たちは水という非常にありふれた成分をあまり理解していない。科学者も医師も、水分子が実際にどのように働き、健康を促進しているのか、脱水症にならないために正確にどれくらいの水が必要なのか、まだよくわかっていない。人体に適切な水分補給量を計算する方法も、いまだ統一化されていない。しかし、水分補給が私たちの理解以上に、そしてこれまで以上に健康に極めて重要であることにはみんな気づいている。

だが幸いにも、好奇心を刺激する新しい研究が毎日のように明らかになっている。そのうちのひとつである非常に重要な発見は、水が慢性疾患を抑え込むことで、人の心身の健康に影響を及ぼしているというものだ。私たちは読者のためにその研究を隅々まで調べ、賢い水分補給法の全体像をまとめた。**慢性疾患から自分自身を守るために重要なのは、水分摂取量を増やすことではなく、どれほどうまく体に水分を吸収させるかということだ。**

現在も科学研究所の内外で行われている画期的な調査によってわかってきたのは、単なる水道水だけを飲むより、植物に封じ込められた水分を飲むほうが効果的かつ十二分に水分補給できることだ。どうしてだろう？　それは植物繊維のおかげで、そこにある液体を残らず吸収できるからであり、このことが水分補給に対する考え方を根本的に変えてしまった。

## 植物を「食べる水」として活用する

葉野菜、果菜、根菜、果物、種子といった植物の栄養価が高いことは以前から知られていた。しかし、**現在、植物に含まれる水分を摂取することは、水だけを飲むより効果が高いことが解明されつつある。**植物の水分はすでに精製され、ペーハー（水素イオン濃度）のバランスもよいアルカリ性で、ミネラルを含み、栄養素も豊富で、構造化され（これについてはあとで説明する）、活性化されているため、細胞に吸収されやすいのだ。次回、おいしく熟したモモを食べるとき、このことを考えてほしい。顎に垂れ落ちる果汁には水とは違うコクがある。研究者たちの初期の研究結果からわかったのは、水分補給にはこのプラントウォーターが最も効果があるらしいこと。賢い母なる自然がくれたすばらしいパッケージなのだ！

こういった調査は新しすぎるため、プラントウォーターの高い水分補給効果を確認する臨床研究はまだ十分に行われていない。しかしクエンチプログラムなら、この胸躍る研究を大きく進歩させられる。この2年半の間に４００名以上の患者を対象に体の水分状態の改善に取り組み、その健康と生活の質を向上させるという驚くような結果を得てきたからだ。

つまりあなたが手にしているのは、私たちの研究と、クエンチプログラムの有効性を高めた症例研究の集大成なのだ。

## クエンチプログラム

統合医療専門医と文化人類学者である私たちは、自分たちの研究と長年にわたる経験をこの新しい情報と組み合わせた。本書を読めば、水分を最大限に補給するために考えた、野菜や果物などの材料を水とブレンダーにかける方法によって、より多くの水を体に取り込むことができる。

クエンチプログラムは、スムージー、スープといった水分を補給する食事など、植物中心の食事を健康を考えて取り混ぜたもので、それを補足するのが簡単なマイクロムーブメントだ。このマイクロムーブメントは、水分を細胞内へ深く浸透させることを目的としている。この動きは体力レベルを問わず、一日の中にうまく組み込むことができる。

科学界はいまだ植物が細胞内の水分状態を改善する仕組みを解明中だが、私たちは実際に患者に効果が表れるのをこの目で見ている。私たちや他の研究者が見てきたのは、プラントウォーターを利用すれば、栄養が得られるだけでなく、水分も上手に取り入れられることだ。

十分な水分を吸収できさえすれば、自分のエネルギーレベルが上がることがわかるだろう。けれども何より重要なのは、**水分が体の機能のあらゆる面を改善させ、体が元気になることで体重増加を防ぎ、老化を遅らせ、病気から身を守れることだ。**だまされたと思ってやってみてほしい。本書ではクエンチプログラムで効果のあった患者たちの症例研究を紹介し、その生活がどのように改善されたのかを伝える。さらに、多くの古代人や先住民が——植物を活用し——最良の水分補給法を見つけていた、という文化人類学の研究の興味深い発見にも触れる。本書の目的は、そういった古代から伝わる技術をまとめ、現代科学や臨床結果と組み合わせることだ。

5日間でできる「クエンチプラン」の効果はすぐに実感でき、その後、数週間、数ヵ月つづければ、具体的な結果が見えてくるだろう。私たちの方法は世界中の文化で使われる伝統的な技術——長年、試行錯誤を重ねながら、それぞれのやり方で多くの治療を行ってきたもの——に基づいたものだ。私たちは、他の科学者たち、医師たちと共にその効果を確認したにすぎない。

自分たちでも体験し、さらに何百名もの人たちが体が楽に吸収できるような正しい水分補給ルーチンに従うことで、気分も外見も改善する手助けをしてきた。水分補給に関する私たちの助言に従えば、喉の渇きを癒やすだけでなく、体に大切な栄養素を取り入れることにもなる。あなたは実用的で健康的なルーチンを作り上げ、これまで経験したことのないレベルまで体内の水分量を増やしていけるだろう。開始にあたり、次の3つの水分補給原則に基づいたプログラムの主なルールを紹介する。詳細については各章で説明していく。

**1　飲み物から最大限の水分を吸収する。**　飲む水から最大限吸収し、細胞レベルまで届かせるにはどうすればいいのだろう？

・起き抜けに、240～480㎖の水に海塩ひとつまみとレモン汁を加えて飲み、体内をしっかりと潤わせる。
・グリーンスムージーを一日に1杯以上飲む。
・毎食前に180～240㎖の水を飲む。
・体を動かす。

**2　食品からもっと水分を取る。**　水分含有量の多い食品を食べれば、深いレベルでの水分補給ができる――たとえば、植物を豊富に入れたスムージーなら、同じ量のボトルウォーターよりはるかにうまく水分補給できる。水分を与える食品を食事に取り入れる方法を説明する。

**3　運動することで体中に水分を行き渡らせる。**　水分を組織のより深いレベルまで送り、しなやかで痛みのない体を維持するための、簡単だが非常に重要なマイクロムーブメントについて説明する。
最適な水分補給を行えば、あなたの体にはこんな驚くような効果があるだろう。

・**集中力が高まり**、多くの人を苦しめているブレインフォグが消える。
・活力が湧き、脱水症が原因となることの多い**疲労から抜け出せる。**
・体全体の細胞の働きがよくなるため、**消化や排泄、毒素排出の状態が改善される。**
・**睡眠状態がよくなり、深く眠れる。**冗談などではない。ハーブ療法や薬では得られない効果を水によって確かめてほしい。
・関節、筋肉、筋膜が十分に滑らかになるため、**体の柔軟性が増す**。信じられないかもしれないが、骨も約31%が水分からできている。
・**ダイエットにようやく効果が出る。**水は体重管理の最良のツールのひとつであるため、もう体重が増えたり、減ったりすることはない。
・**お腹の張りやむくみが消える。**足首が太くなったりしない！　服がぴったり合うようになる。
・肌が艶やかになり、**若く見える**——水が肌を潤わせ、ふっくらさせるからだ。
・老廃物の排出機能が高まるため、**炎症が消える。**

## 植物と地球のプログラム

もっと危機的な時代であれば、植物が水分補給に重要な役割を果たすという発見などあり得なかっただろう。現在、清潔な水を十分に利用できるようにすることは緊急の社会問題であり、水不足と水質への懸念が高まりつつある。深刻な干ばつが頻繁に起こり、各国の飲料水供給にさらなる圧力をかけている。本書は、伝統に沿った昔ながらの方法と、効果的に水分補給するための新しい水の科学を組み合わせたものだ。簡単にいえば、私たちのクエンチプログラムに従えば、少ない水分摂取でも上手に水分補給し、栄養を取り、しなやかな体でいられる。水消費量に対するこの効果的な取り組みは、人間の体も、地球も救う。本書が提案する新しい方法は、自然かつ恒久的な解決策の極めて重要な一部であり、誰でも利用できる。

このまま読み進め、体の渇きを癒やすことで自分のために何ができるか、体験してほしい。

## ドクター・ダナの症例研究

エリザベスは56歳の健康な客室乗務員。普段、体調に問題はないが、フライトが体の負担になってきた。いうまでもなくフライトは体から過度に水分を奪う。その結果、乾燥肌、疲労、ブレインフォグ、筋肉痛など、ありとあらゆる症状をエリザベスは経験していた。年齢から更年期障害を心配していたが、のぼせや膣の乾燥といった主要な症状はなかった。それに苦しんでいる人たちからは、「運のいい人ね！」といわれたものだ。エリザベスはホルモン補充療法について調べ、それが自分のあらゆる症状を和らげてくれるのではないかと考えた。けれども、彼女が診察にきたとき、私はホルモン補充療法を始める前に一緒にじっくり考えてみようといった。天然ホルモンならいくらでも処方するが、「控えめがよい」というのが私の方針であり、またエリザベスにホルモン補充療法が必要かどうかはっきりしなかったため、まず検査をすることにした。

検査結果を待つ間、エリザベスにクエンチプログラムを行ってもらった。3週間後に再び診察にきたエリザベスは、自分の身に起こったことが信じられなかった。疲労感は消えていた。ブレインフォグもすっかりなくなっていた。筋肉痛もなかった。そしてエリザベスの肌はつやつやしていた。「信じられません――活力を取り戻したような気がします――長いフライトのあとも疲れを感じなくて。おまけに気難しい乗客にも我慢できるようになったんですよ！」

ふたりでホルモン補充療法について話し合った。エリザベスの最初の血液検査はすべて正常で、クエンチプログラムのおかげでとても元気そうに見えたため、ホルモン補充療法はまだ必要ないと思われた。彼女はプログラムをつづけ、同僚の客室乗務員にも勧めた。数ヵ月後、診察にきたエリザベスは、プログラムを試した人たち全員が活力、肌、頭の冴えの大きな変化に気づき、体の痛みもたいてい和らいでいた。全員がプログラムをつづけていた――今では、飛行機にチアシードをこっそり持ち込んで、フライト中の自分たちの飲み物に混ぜてはどうかと冗談をいい合っている。

# 第1章

# 新しい水の科学——水分補給と健康のつながり

水よりも軟らかく、しなやかなものはないが、
なにものも水には抵抗できない。

——老子

水分を取ることは人間に不可欠な欲求でありながら、愚かなことに人はいまだにその重要性を軽んじている。体の水分状態が免疫系の強さ、皮膚の弾力、活力の有無、体の動かしやすさ、老化や病気に対する総合的な抵抗力に影響を及ぼす。起床時の気分さえ左右する。

科学は水分補給の仕組みに対する理解を深めつつある——しかし本書で強調するように、一日8杯の水を飲めばよいというものではない——水分摂取量はこの話の導入部にすぎない。現在わかっているのは、何を、いつ飲むのか、どのように細胞内へ液体を移動させるのかが、申し分のない健康と気分を手に入れる重要な要素だということだ。それでは水と水分補給の科学についてくわしく見ていこう。

## 分子レベルでは、人体の99％は水分

体内に含まれる水の量を判断する方法はいくつもあるが、測定する時間と場所は重視されていない。たとえば、赤ん坊は75％が水であるのに対し、高齢者は55％と低い――**水分は年齢と共に失われていく**のだ。体内で水は動きまわり、形状と機能を変え、血液になったり、蒸気になったり、関節液になったりする。こういった機能のすべてを解き明かすには、もっと洗練された測定法が必要となる。

尊敬を集めている水研究科学者ブライアン・リクターがその計算に挑戦している。２０１２年、「ナショナルジオグラフィック」のブログ記事「Walking Water（歩く水）」で彼はこう主張する。

――54kgの水を運んでいると想像してほしい――一年間、毎日、それも一日中、体にぶら下げている。一日が終わるとくたくたになるわけだ……さらに11kgを超える皮膚を加えれば、あなたの正体は、何十万年もの人間の進化から生まれた、肉に包まれた歩く水風船……人は普通の一日に、呼吸、排尿、発汗により、体内の水の5～10％にあたる約３ℓの水を排出している。

リクターの説明によれば、**１ℓの水を失うだけで、認知機能、注意力、集中力が低下し始める**

らしい。「1ガロン（約4ℓ）失えば、おそらくひどい頭痛が起こる。2ガロン失えば、入院するほど具合が悪くなる。3ガロンなら死体安置所行きだ」

人間における水の役割をしっかり理解するために、分子の世界で水が人にどんな影響を及ぼしているのかを見ていこう。この分子レベルでは、体内の水は60％でも、70％でも、75％でもなく、99％だ。どうしてそうなるのだろう？　それが本当なら、人は単なる水の塊になってしまう。この99％という数字を出すには、体内の物質の分子すべてを数えなければならない。すると、分子１００個中99個が水だとわかる。一番小さな分子が水だからだ。いうまでもないが、体内には$H_2O$が大量にある。それほどの水がそこで何をしているのか調べてみよう。

## なぜ、水は体の役に立つのか？

どうして単なる1個の酸素原子と2個の水素原子にそんなことができるのだろう？

水分子では酸素原子と水素原子の極性配置が起こる——水素は正の電荷を持ち、酸素は負の電荷を持っているからだ。そのため、この分子は塩化ナトリウム（ＮａＣｌ）など多くの別の種類の分子を引きつける。水が塩を溶かすのは、正の電荷の水素が負の塩素イオンを引きつけ、負の電荷の酸素が正のナトリウムイオンを引きつけるからだ。糖や塩など溶けやすい物質には親水性《しんすいせい》があり、油など溶けにくい物質は疎水性《そすいせい》があるといわれる。

水の溶解力が優れている——水は地中であれ、人の体内であれ、どこを移動しても、貴重な化学物質、ミネラル、栄養素を道連れにし、最後には人の細胞に取り込んでくれる――のは、その化学組成のためだけではない。水に細胞から物質を出し入れさせているのは、$H_2O$の分子構造でもある。つまり、水は分子レベルで物質を分解している。

この単純でありながら複雑な分子は、体の防御の最前線であり、細胞を一定の状態に保つ働き、つまりホメオスタシスの維持に役立っている。水は5つの不可欠な働きにより、この重要な平衡性の維持を手助けしている。

**1　水は細胞の機能を活性化させる。** 水は灌漑《かんがい》システムのようなもので栄養素（ビタミン、ミネラル、炭水化物）や酸素を各細胞から出し入れする――水がなければ細胞は死んでしまう。

**2　水は体温調節を手助けする。** 体温が上昇すれば、汗を作って体を冷やす。

**3　水は老廃物を排出する。** 排尿と発汗により老廃物を排出するのはもちろん、体から固形廃棄物を排出するのも手助けする。

**4　水はすばらしい潤滑剤だ。** 衝撃を吸収し、関節や組織の潤滑油として働き、臓器の保護剤となり、頭蓋内の脳を包み込み、眼、鼻、口を潤すことで、人が楽に食べ、息をし、泣けるようにする。

**5　水は体の化学反応、代謝反応に欠かせない。** たんぱく質、脂質、炭水化物の形で食べるものの生化学的分解にかかわる。要するに$H_2O$は、人が食物から必要とするあらゆる物を分解してエネルギーに変換すること、人が不要な物を排出することに役立っている。

## 筋膜という水供給システム

水を飲もうが、水分の多い食品を食べようが、液体が胃に入っていくことはわかっている。その一部は血流に送られて組織の栄養分となり、別の一部は消化器系へ送られる。

ところが、臓器や水を必要とする他の領域に水を運ぶ経路は血流だけではない。貴重で興味深い最新研究によれば、筋膜——皮膚の下ばかりでなく臓器、筋肉、神経、血管、骨の周囲にもある海綿状組織の層——は体のあらゆる部分を包むだけでなく、支える役割も果たしている。また、筋膜は精緻な水供給システムでもあり、必要な領域に水を直接送り込む。水分補給と筋膜の重要性については第3章でくわしく説明するが、水を飲むたび、自分の体の複雑で美しい筋膜組織に水を送っていることを意識してほしい。

## 水分不足が引き起こす5つの病気

もっとマクロレベルで考えれば、水が多くの慢性疾患や不調を防いでいることがわかっている。だからこそ、私たち以外にも多くの専門家たちは、慢性疾患の原因を考えれば、量的に最も重要な栄養素は水だとさえいう。水は明らかに、誰もが年齢と共に抱える、多様な健康問題に関与している。

## 1　心血管疾患（冠動脈心疾患、脳卒中、高血圧症など）

体の水分状態がたった2％低下した程度の**軽い脱水症であっても、血管にタバコ1本吸ったのと同じ影響が及ぶ**と信じられるだろうか？　これは本当のことだ。アーカンソー大学の新しい研究によれば、若い男性たちに十分に水分補給させないと、内皮細胞（血管の内層）の収縮力と拡張力が直ちに低下した――この機能は正常な血流に不可欠なものだ。これが健康になんの問題もない成人に起こることだとすれば、高齢者あるいは糖尿病のような心臓病危険因子を持つ人ならどうなるか想像してほしい。当然のことだが、ハーバード大学（マサチューセッツ州）の専門家の意見では、軽度の脱水症であっても、心臓発作を起こす確率を上げる。

なぜだろう？　イメージするのは簡単だ。血中の水分量が減れば、血液は濃くなる。心臓専門医スティーヴン・シナトラの記述によれば、正常な血液の粘度はワインと同じで、水で薄めたケチャップのようであってはいけない。しかし水分を十分に補給していなければ、血液はあっという間にそのような濃さになってしまう。血液が濃くなると心臓は強い力で血液を押し出さねばならなくなり、それが心筋を傷つけ、高血圧をもたらす。さらに体は動脈と毛細血管に血液を流すために、より多くのエネルギーを使うことを強いられる――そんな状態でなければ、そのエネルギーは体の他の領域、たとえば脳などで有効に活用できたはずなのだが。その結果、細胞性炎症と心臓と血管の問題が重なり、心疾患発症のきっかけとなる。シナトラ博士の統合心臓病学における取り組みは、今や心臓だけでなく、体内の電気刺激や水が電気伝導性に及ぼす影響の研究へと拡がっている。水と電気の重要性についてはあとでくわしく説明する。

## 2 糖尿病

1型あるいは2型糖尿病なら、脱水症になるリスクがすでに高くなっている。それは、体がインスリンを生成できない（1型および進行した2型）、あるいはインスリン抵抗性がある（2型）場合、血糖値が上がった状態、つまり高血糖症になるからだ。それが問題になるのはなぜだろう？　血糖値が高いと、腎臓が尿を余分に生成することで血流から糖を排出しようとする。尿量が増えれば——ご推測どおり——脱水症につながる。

これは悪循環を生む。血液が濃くなり、血中の水分が不足すればするほど、血糖値が上がりやすくなる。理由は単純。糖を希釈するための十分な水がないからだ。その結果、体の脱水状態が進み、さらなる血糖値の問題を引き起こす。

ケトアシドーシスという重篤な状態に陥ることもある。血糖値が高すぎ、インスリン値が低すぎると、体がエネルギーを生成しようと脂肪を燃焼させ、その過程でケトン体という血液を酸性にする有害な物質が多量に作られる。高たんぱく食による減量法でケトン体について聞いたことがあるかもしれないが、糖尿病の人たちにとってケトン体は命をおびやかすものだ。

この悪循環を防ぐにはどうすればよいだろう？　当然ながら、十分な水分を取ることだ。十分に水分補給していれば、インスリン依存型糖尿病の人が平均以上に罹《かか》りやすい心臓病と高血圧のリスクも下がる。

専門家の中には、水分補給で2型糖尿病の発症リスクを下げられると考える人たちさえいる。慢性の脱水状態が続いていると、摂取したわずかな水分はただちに生命維持にとって最も重要な臓器、すなわち脳に直行する。そのため血流の水分量は減少し、代謝過程によって血糖値が上昇する。こういうことがたまにしか起こらないなら、健康を害することはないだろう。しかし何日も何週も脱水状態が続いていると、慢性的な高血糖値状態となる。その結果、各種の感受性細胞の機能異常を生じさせ、インスリン抵抗性が発生し、2型糖尿病を発症することとなる。

## 3　消化器疾患

たびたび便秘や激しい腹痛（あるいは両方）があるなら、水分摂取量と水分の多い食品を増やせば、お腹の悩みを改善できる。おそらく主な理由は、水とチアシードや野菜など水分の多い食品（消化を助ける繊維質も多く含まれる）が消化中の食品を軟らかくし、便も軟らかくするからだ。便が軟らかくなれば、腸内を楽にすばやく通り抜けるため、腹痛や膨満感を防ぎ、力んだり、下剤に頼ったりすることなく排便できる。バーナードカレッジの医療専門家によれば、下剤そのものに脱水作用があり、水の保持によりそれを補った結果、さらに膨満感が強くなる。

バトマンゲリジ博士が著書『病気を治す飲水法』で推測したとおり、水は胃酸の逆流や潰瘍《かいよう》などの重篤な消化器疾患の治癒にも役立つ。博士は1970年代後半、イランで政治犯として投獄されたことがある。その期間中に何千人もの囚人仲間を治療、回復させた。その多くが消化性潰瘍患者だったが、利用したのは水と、塩や砂糖の電解質だけで、それ以外何も使わなかった。

クローン病、大腸炎、過敏性腸症候群のような慢性消化器疾患を抱えているなら、適切な水分摂取が必須となる。どの疾患も下痢を起こし、体が通常より多くの水分を失うからだ。

## 4 深部静脈血栓症（DVT）

DVTは深部静脈に血栓ができると発症する（脚が多い）。最も起こしやすいのは旅行者だが、妊婦、エストロゲン含有避妊薬を服用している人、太りすぎや肥満症の人、高齢者、下肢の血液循環が悪い人、最近手術を受けた人の場合もリスクが高くなる。

DVTは肺塞栓症を起こすこともある重篤な疾患だ。肺塞栓症とは肺の血管が閉塞するもので、死亡例も多い。水分補給はふたつの面からDVT防止に役立つ。第1に血液が濃くなり、血栓が作られるのを防ぐこと。第2に排尿回数を増やすことで動く機会を増やすことだ。身体活動をわずかに増やすだけでも、DVTのリスクが下がる。

それは、飛行機での旅や長いドライブをする際、体から水分を奪うアルコール飲料を避け、水――それもたっぷりの水――を選ぶことがとても重要な理由でもある。前述のDVT危険因子のどれかに当てはまる場合も同じことがいえる。

## 5 慢性閉塞性肺疾患（COPD）、喘息などの肺疾患

水は体の内部のあらゆる動きを滑らかにし、しかるべき機能を発揮させる――気道も肺も例外ではない。水は肺と喉の内側を覆う粘液の粘度を低くする。正常な粘液は体の働きを助け、吸い

込んだ汚染物質、毒素など（正常な肺とＣＯＰＤのような疾患に罹った肺の両方に）リスクをもたらす物質の排除を促す。粘度が高く、正常ではない粘液は、呼吸を妨げる物質を確実に濾過できない——脱水症がＣＯＰＤ（慢性気管支炎、肺気腫など）を悪化させる理由がこれだ。脱水症が気道に炎症を起こす可能性を示唆する研究もあり、そうなれば呼吸がしづらくなる。

## ドクター・ダナの症例研究

ハンクは30歳のコンピュータアナリストだ。10代から体重の増減が激しく、ずっと苦労してきた。20代前半の彼は身長１７５㎝なのに、体重は１１３kgと太りすぎだった。そのことがハンクの大きな転機となった。減量しようと心に決めた彼は、厳しい運動療法を始め、低炭水化物、高たんぱく質の食事を厳格に守った。するとその年のうちに32kg痩せた。拒食症になりかけているようで不安になった頃、体重は68kgまで落ちていた。しかし昔の悪い食習慣に戻ると、瞬く間に１０９kgまで戻ってしまった。

打ちのめされた彼は私の診察を受けにきた。

「助けてください。どうして体重にこんなに悩まされるのかわからないんです」

「まず現在の状態を調べてみましょう」私は彼にいい聞かせた。

一連の血液検査と試験を行ったあと、薬物治療についてたずねた。ハンクはものごころついた頃から喘息持ちで、毎日、アルブテロール吸入薬（発作用のレスキュー薬）を使用していた。抗不安剤も服用していた。タバコは一日に半箱、運動は週2回、ウエイトトレーニングと有酸素運動の両方を行っていた。日々の食生活は次のようなものだった。

朝食——クリームチーズを挟んだ小さめのベーグル、ブラックコーヒー2杯
昼食——グリルチキンとフェタチーズ入りサラダ、オリーブオイルがけ
夕食——サブウェイのレギュラーサイズのサンドイッチ（白ロールパンにターキー）

食物過敏症が体重を変動させ、喘息を悪化させている可能性を考え、ハンクにはアレルギー除去食を教えた。水分量を増やすことも勧め、朝にレモン汁と海塩を加えた水をグラス2杯飲むだけでなく、毎食前にグラス1杯、運動後は1〜2杯の水を飲むように伝えた。朝食用スムージーのレシピも渡した。その内容はアレルギー除去食向きの野菜、エンドウ豆たんぱく質、ベリー、ココナッツミルク、そして水分を補給するチアシードなどだ。

3週間後に診察にきた彼は、4kg痩せていた！　彼にとっては信じられない結果で、私にとってもうれしい驚きだった。体が軽くなり、活力を取り戻したように感じ、そして何よりも気分がよくなったと彼はいった。まるで大きなウエイトをひとつ取り除いたような感覚だった。検査結果を見てみると、環境アレルギーの項目以外すべて正常だった——しかし、その数値はかなり高かった。

1年後、ハンクはずっとスリムになり、体重は88kg前後だった。喘息については別の種類

の吸入薬——サルメテロールという非ステロイド剤——を一日に2回使用し、レスキュー薬はまったく使用しなくてもよくなっていた。私は肺の炎症を抑え、副作用がほとんどない抗アレルギー薬シングレアを処方した。一番よかったのは、ニコチンガムはまだ使っているものの、喫煙習慣を断ち切ったことだ。活力を取り戻した彼は、週に4回、定期的に運動している。効率のよい水分補給もつづけ、朝のスムージーを抜くと違いがわかるという。彼は多くの食品を時間をかけて食事に戻していった。実際にあったクエンチプログラムの成功例だ！

注意：隠れた食物過敏症がさまざまな病気の原因となっていることが多いため、アレルギー除去食は原因不明の慢性疾患を持つ誰にとってもよい出発点となる。実際、私は診察を受けにくるほとんどの患者に除去食を強く薦める。そして人生を変えるような結果を見てきた。なぜだろう？　食物過敏症は、過敏性腸症候群、偏頭痛、喘息などさまざまなアレルギー疾患、筋肉痛や関節痛といった慢性疾患の原因でありながら、いまだ研究が進んでいない。しかしそれ以上に大切なのは、こういったアレルギーが将来、慢性疾患につながることだ。私の考えでは、問題を起こす食品を避ければ、誘引されると考えられる病気も避けられる可能性がある——たとえば自己免疫疾患、もしかするとビッグC（がん）も。

食物過敏症は喉がむずむずし、悪化すれば腫れ上がるピーナッツアレルギーのような本当の食物アレルギーとは違う。成人の大多数は自分が急性アレルギー反応を示す食物を知っているが、食物過敏症は発見も検査も容易ではない。だからこそ除去食が重要になる。

## 水分補給で女性の集中力が上昇する？

そう、あなたはもっと健康になりたいと思っている。だが実は大部分の人を突き動かしているのは、「もっとよい気分になりたい」という願望だ。水にはそれができる——方法はいろいろある。

頭がぼんやりする、集中できないと気づいたときには、水を飲めば、おそらくすぐに解決する。「ジャーナル・オブ・ニュートリション」に掲載された２０１２年の研究によれば、**軽い脱水症でも女性の集中力が低下し、認識力と集中力の検査結果が悪かった。**逆に十分に水分補給した状態ではよい結果が出た。さらに脱水症は女性の気分を沈ませた。脱水症から悪影響を受けるのは女性だけではない。他の研究から、子どもと男性の場合も、水を飲めば記憶力と集中力が向上することがわかっている。

女性より男性のほうが体の水分が多いのは筋肉量が違うためだ。男性の体は女性よりわずかに筋肉量が多く、筋肉のおよそ75％が水である。従って女性にとって筋肉をつけ、維持することが、効率のよい水分補給と代謝機能のために非常に重要になる。

少し喉が渇いただけでも、頭がぼんやりし集中できなくなるが、それは「おい、水をくれ！」という脳のメッセージなのだと考える科学者は多い。簡単にいえば、体が手っ取り早く効果的な方法で、貯水槽が空になりかけていると伝えているのだ。実際、**脳の神経細胞は、脱水症の初期**

**症状を感知できる**ことが研究により明らかになっている——さらに脱水を感知した神経細胞は、他の神経細胞や気分を制御する脳の領域にシグナルを送り、この内部警報システムを機能させる。

さらに深刻な例を挙げれば、初期の研究には慢性脱水症をアルツハイマー病の発病と関連づけるものがあった。現在ではアルツハイマー病と糖尿病は病理学的に共通するものがあることが知られ、アルツハイマー病を「第3の糖尿病」と呼ぶ医師さえ少なくない。共通する原因として、インスリン抵抗性、炎症、酸化ストレス、肥満症、メタボリックシンドロームなどが挙げられる。私たちはこういったものすべてから身を守る第一歩が、水分補給だと信じている！

フランス、ロレーヌ大学の神経科学の教授シモン・ソーントン博士は私たちと同意見だ。彼の考えでは、**軽い慢性脱水症は、肥満症、糖尿病、高血圧症、さらにはアルツハイマー病の主な原因のひとつだ。**もしそうなら、水分が奪われた状態（循環血液量不足）が脳容量を減少させ、機能を低下させることになる。この脱水症の理論には、体内総水分量が肥満度指数の上昇だけでなく、加齢によっても減少するという別の研究の裏づけもある。これは加齢、肥満あるいは糖尿病の患者が慢性的に脱水状態である可能性を示唆している。

それだけでなく、心疾患の薬の一部（利尿剤など）は脱水症を招く。そういった薬により、体は水分を一番必要とする領域へ送るシステムを、活性化できなくなってしまう。つまり高血圧の程度と脳容量の減少との間には関連性があったのだ。こういった研究結果のすべてが、脱水症が誘発する病理という新しい理論的枠組みを支えている。

## 怪我から脳を守るには水分補給が大切

米国疾病管理予防センターのウェブサイトにある「脳外傷の安全情報と予防」のページに水分補給の記載はどこにもない。メイヨークリニックの脳震盪について議論するウェブサイトにも水分補給の記載がない。私たちはこの状況を変えようと心に誓っている。なぜなら、適切な水分補給は、脳震盪、別名軽度TBI（外傷性脳損傷）など、多くの病気の予防として第1に選択すべき療法だと信じているからだ。これは特に子どもやスポーツに関係しているため、非常に重要な問題だ。

脳はゼラチンと同じ粘稠度《ねんちゅうど》を持つ。日常生活で揺さぶられたり、なにかにぶつかっても、頭蓋内の脳脊髄液が衝撃を和らげる。だが頭や首、上半身に強烈な一撃を受ければ、脳は頭蓋の内壁のあちこちに叩きつけられる。たとえば、突然の衝突や落下が起こす急な加速や減速も脳損傷の原因となる。しかし、**水分が多ければ多いほど、衝撃を和らげ、脳を守る**ことになる。

軽度TBIは救急治療室（ER）の大きな負担だ。この10年でスポーツ外傷を原因とする脳震盪のER受診数は100％以上（特定の年齢層に限れば200％以上）増えた。

マサチューセッツ工科大学の研究者ステファニー・セネフ博士と同僚たちは、『サージカル・ニューロロジー・インターナショナル』に発表した論文で、スポーツ関連の脳震盪が増えているのは、蔓延する環境有害物質とアスリートの栄養不足のため、以前から脳の弾力が低下していることと無縁ではないと強く主張している。そういった条件が、「以前なら単なる脳震盪と考えられたものに対する感受性を高め」、体の平衡状態を取り戻せないようにしている。こういった新しい条件下で水分補給を行うことは、体を保護するために、さらにホメオスタシスの維持という水の第1の機能を発揮するために不可欠だ。

## CTE（慢性外傷性脳症）と水分補給

回復する時間を十分に与えられないまま、長期にわたりTBIを繰り返すと、深刻な影響が出ることがある。

2011年、有名なアイスホッケー選手デレク・ブーガードが28歳の若さで死亡し、スポーツ界に衝撃を与えた。死因は一見、薬物の過剰摂取。ミネソタワイルドやニューヨークレンジャーズといったチームで「リンクの用心棒」と呼ばれた彼は、リンクで見せる攻撃能力と威圧感で長くファンに愛され、「ザ・ブギーマン（悪鬼）」というニックネームまでもらった。しかし長年にわたる頭部の殴打と脳震盪のせいで処方薬を飲むようになった。リンクで攻撃的なプレイを見せ、勝ち続ける一方、デレクは徐々に気まぐれで抑うつ的、物忘れの多い、社交嫌いな人間になっていった。

彼が亡くなると、友人や家族は長年にわたる薬物乱用や乱れた生活が原因だと考えた。ところが検死報告書からは別のことが見えてきた。ブーガードは慢性外傷性脳症だった。これはCTE

とも呼ばれ、アルツハイマー病とよく似た症状が出る疾患で、頭部への反復する殴打が原因だとわかっている。診断は容易ではなく、死後にしか発見できないが、検死官が大きなショックを受けたのは、ブーガードのＣＴＥがかなり進行していたことだ。あの若さでそこまで進行するとは衝撃的だ——同じ病気で死亡した米国アイスホッケーリーグのどの選手より病状が進んでいたのだ。ところがブーガードの診断結果が大ニュースになっても、アイスホッケーリーグはアイスホッケーとＣＴＥの原因となる試合中の頭部損傷との関連を認めなかった。だがよい知らせもある。最近、米国フットボールリーグが、ノースカロライナ大学チャペルヒル校に対し、脳震盪に苦しむアスリートたちの社会復帰活動の研究資金として、数百万ドルの寄付を行っている。

脳震盪を起こした被験者の症状は、一時的な意識消失、混乱、めまい、吐き気、疲労感、不明瞭な言葉、集中力の低下、不眠、苛立ちあるいは抑うつ、光に対する過敏症など、さまざまだ。こういった症状は損傷直後に見られることもあるが、数時間、数日、数年してから出てくる場合もある。いったん軽度ＴＢＩになると再発リスクは高い。ＭＲＩやＣＴスキャンなど画像検査の有無にかかわらず、医師はこういった症状を基に診断できる。とはいえ診断を混乱させるものとして、同様の症状を示す脱水症がある。そのためアスリートにとって大切なのは上手に水分補給するスキル。医師にとって大切なのは、脳震盪の評価前に患者が十分に水分補給しているかを確認することだ。本書を読んでいる医師たちには、この重要な事実に注目してほしい。

前述の画期的な論文でセネフ博士と同僚が出した結論は、スポーツ関連の脳震盪は脳の弾力低下が起こす現代特有の問題であり、次のリストと関係があるというものだ。リストのどの項目もクエンチプログラムでも取り組んでいる対象であり、スムージーがスポーツ前に最適な飲み物である理由だ。

**・農薬と化学物質に曝されている。**
**・日光を浴びることが減った。**
**・オメガ3脂肪酸・オメガ6脂肪酸の摂取比率が低い。**
**・加工食品の取りすぎ**

メイヨークリニックのウェブサイトのような健康に関する主要な情報源の大半は、脳震盪の治療法として水分補給を挙げていないが、クエンチプログラムは脳損傷の治療中に十分な休息を取らせる優れたアシスタントだと、私たちは考えている。

## 慢性痛の根底にある脱水症

少なくとも5人にひとりは慢性の痛みを抱えている——周期的な痛みを抱える人はそれよりずっと多い。実は痛みの根底には脱水症がある可能性がある——偏頭痛や筋肉のけいれんを考えてほしい——こういった問題には水を飲めば痛み止め代わりになり得る。怪我や関節痛、生理痛のようなもっと複雑な痛みの改善にも水分補給が役立つ。脱水症が痛みを悪化させることは研究からわかっている。これは当然だろう。脱水状態になると水は経路を変える。組織や関節へ向かうのではなく、生きつづけるために水を必要とする脳、心臓など、重要な臓器に直行する。そのせいで組織や関節がこわばり、乳酸など不要な副産物が蓄積し、痛みの原因となる炎症も起こる。

さらに脱水症は痛みとつながりのある脳活動を高める——しかし適切な水分補給を行えば、その活動を静め、痛みのレベルを下げる。大勢の機能性医療（訳注／生活習慣病を薬に頼ることなく、根本的な原因に立ち返って完治を目指す新しい医療）の医師たちが多めに水分を取ることを勧め、線維筋痛症患者に点滴することもある理由はこれなのかもしれない。体の水分状態を最良レベルまで改善させるだけで、この慢性疾患のどんな苦痛も疲労も緩和できる。

## ドクター・ダナの症例研究

初めて診察を受けにきたとき、ベティは線維筋痛症の症状が強く、働けない状態だった。ナンタケット島に暮らす54歳になるこの女性の説明によれば、「どこもかしこも痛くて」、夜にはワインを2〜4杯飲んで痛みと不眠に対処していた。ワインのおかげで酔いつぶれても、ひと晩中眠ることはできなかった。

無理もないことだが、ベティはうつ状態で太りすぎだった。診察にきたのは、更年期症状に対する天然ホルモン補充療法のためだった。診察が終わる頃、私には取り組むべき問題はのぼせだけではないことがわかった。そこでクエンチプログラムを試し、アルコール摂取を一切やめるよう勧めた。人生を変えたいと強く願っていた彼女は同意した。

3週間後、ベティは文字どおり跳ねるように診察室に入ってくると、こういった。「コーエン先生、私、すっかり元気になりました！」

1年経った今では、まるで生まれ変わったようだという。飲み物はアルコールではなく、水とスムージー。食生活も変え、エクササイズも始めた。もう線維筋痛症に行動の邪魔をさせたりしないと決意したのだ。痛みは劇的に軽くなり、ここ数十年で初めて活力が湧いてくるのを感じた。少し手を加えたクエンチプログラムが彼女に必要だったきっかけとなり、そんな大きな変化を起こしたのだ。アルコールはすっかりやめることができた。もうアルコールの力で痛みをごまかす必要もなく、酒をやめたことで逆によく眠れるようになった。

## 睡眠障害を水が改善する

自分が望むほど、深く、長く眠れない？　こちらも同じだ。米国人全体の半数近くが、毎週、十分な睡眠が取れていない。だが薬は長く使える解決策ではなく、睡眠補助薬にはあらゆる種類のリスクが伴う。**睡眠の薬はパスし、代わりに水を選ぼう。**水分補給には眠りを改善する基本的なメリットがいくつかある。まず口と鼻腔の湿度を保つことで、眠りを妨げる鼾《いびき》を減らす。また十分な水分補給をしておけば、こむら返りで目を覚まさなくてもよい（翌朝記憶がなくても、こむら返りは睡眠の邪魔をする)。鼾をかいたり、こむら返りで起きたりしない人でも、日中に水を飲んでおくのは、夜間の熟睡のために大切なことだ。

なぜそうなるのだろう? そこには大きな――しかしほとんど調べられていない――答えが存在する。それは、**体の解毒の大半が睡眠中に行われる**こと。そして、水がその解毒プロセスの中心的存在であることだ。これが眠りによって活力を取り戻せる理由だ――あなたは文字どおりクリーンアップされ、処理能力が向上したオペレーティングシステムとともに目覚める。睡眠中、体の主要な体液、つまり脳、脊椎、リンパ系といった重要な領域内の脳脊髄液や間質液の動きが増えることが、新しい研究により明らかになっている。この体液の動きが増えることで、アルツハイマー病を起こすベータアミロイドたんぱく質など、特定の代謝産物や毒素が体と脳から取り除かれる。そしてうまく水分補給すればするほど、このプロセスの効果が高まるのだ。

とはいえ、ありがたいことに、熟睡するために就寝前に2ℓの水を飲む必要はない(昼間の水分補給が睡眠の邪魔をしない理由は、次項を参照)。昼間に水を飲み、水分の多い食品を選べばよい。そうすれば体が毒素を取り除き、活力を取り戻せる深い眠りの準備となる。それでも午前1時のトイレ行きが気にかかるだろうか? それなら、就寝1時間前くらいからグラス半分以上の水分摂取を控え、寝酒もやめておくこと。アルコールには脱水作用があるだけでなく、睡眠を中断させ、膀胱を刺激する作用があるからだ。

## トイレに何度も行くのは、膀胱と腎臓によい

たしかに水を十分に飲めばトイレの回数が増える――しかし、これはメリットだ。少なくとも3時間に1度は行くべきであり、(『Spiritual Nutrition（精神の栄養）』を著したホリスティック医療を実践するガブリエル・クーセン医師のように）2時間に1度行くべきだという医師もいる。もしかすると、あなたも座っている時間が長すぎる現代社会の一員なのかもしれない。起きてトイレまで歩けば、無理なく血液と酸素を体中に送り、あまり動かない生活様式が起こす、多くの悪影響を食い止めることができる。

**排尿は悪者扱いされるが、実は人が膀胱と腎臓のためにできる最良のことだ。**排尿のたびに、体の「濾過」システムを通ってきた細菌の生き残りや不要な副産物、化合物を一掃できる。

昼間は8回以上も排尿するのに、夜間は7~9時間もしなくてよいのを不思議に思っているかもしれない。その点は脳に感謝すべきだ。睡眠中、脳が抗利尿ホルモン（ADH）を分泌するおかげで、膀胱がいっぱいになり、今すぐトイレに行かなきゃという、あのうずうずした感覚で目を覚まさなくてもよいように、腎臓が尿を濃縮させているからだ。朝の尿の色が濃いのはそのせいだ――それが濃縮尿だ。

加齢に伴い生成されるADHの量が減るため、多くの高齢者が夜間、尿意で目を覚ます。若い頃にはなかったことだ。とはいえ、年齢にかかわらず、就寝前にはトイレに行っておいたほうが

よいだろう。また、一日に摂取すべき水分量を就寝直前まで取っておくことはない――昼間に水分補給しておけば、そんなことをする必要はない。

しかし上手に睡眠対策を取り、水分摂取を早めに行っても、夜間にトイレに行かなければならないようなら、飲酒とカフェインの取りすぎを避け、医師に助言を求めよう。また就寝の1時間ほど前に、粉末状にしたチアシード小さじ1杯分を半カップのお茶に入れて飲むと、チアシードがスポンジのように作用し、個人差はあるが睡眠中に長く尿を溜めておける人たちもいる。

## がんリスクと水の関係

水だけでがんは治せない。けれども最近の研究から、水分補給がいくつかの一般的ながんのリスクを下げる鍵を握っていることが明らかになった。イタリアの研究者たちが発見したのは、**水をあまり飲まない成人は、膀胱と下部尿路のがんになる傾向がある**ことだ。彼らは、水の摂取量を増やせば、発がん物質が尿路から流し出されると推測している。こういった有害物質と体の組織との接触を少なくすればするほど、がんが生じにくくなる。

同じイタリアの研究チームは、**水分摂取量を増やすと結腸・直腸がんのリスクが下がる**ことも発見している。がんの場所は違ってもメカニズムは同じだ。水分を十分含んだ便は長い大腸の最後の15㎝である結腸と直腸をすばやく通り抜けるため、食事や環境から体に入った発がん物質との接触が限られるからだ。

## 水で体重が減る科学的エビデンス

水分補給は減量に欠かせない。ある研究により、**毎食前に水を飲むことで、たった3ヵ月で2・3kg減量できる**ことがわかっている。他の研究でも同様な結果が出ている。研究者たちはたいていこの現象をカロリー摂取量が減るためだと考える――水で胃が満たされることで食べすぎなくなるからだ――空腹のつらささえ追い払ってくれるかもしれない。しかも水のカロリー値はゼロだ。他の多くの飲み物には栄養はわずかしかなく、悪いことに高果糖コーンシロップや蔗糖《ショトウ》といった「悪役」で甘味をつけてあることが多い。こういった飲み物のかわりに水を飲めば、当然、追加されるカロリーは減る。

ところがそれ以外にもメカニズムが働いている。ヴァンダービルト大学（テネシー州）の2010年の研究で明らかになったのは、**水には交感神経系の働きを高める作用があり、それが体の基礎代謝量を上げる**ことだ。実際、研究者の言葉によれば、一日に480㎖のグラス3杯分の水を飲んだだけで基礎代謝量が上がり、それ以外に生活様式を変えることなく、一年で2・3kg減量できる。ドイツの研究者による類似の研究からは、一日に480㎖のグラス3杯分の水を飲むと新陳代謝率が30％高まるとわかっている――平均すると一日200キロカロリー消費が増えるということだ。

これ以外にも水を選べば、甘すぎるソーダ類、カロリーの高いコーヒー飲料、アルコール飲料、人工甘味料入りの飲料といった体重増加につながる飲み物を選ばないですむ——特にダイエットソーダは、研究により体重増加との関連が再三指摘されているだけでなく、骨粗鬆症《こつそしょうしょう》、脳卒中、認知症のような多くの健康問題とも結びついている。

## 水の研究における新しい科学

水にはつかみどころがない。水の特性については多くのことがわかっているが、それと同じくらいわかっていないことも多い。その捉えにくい分子を理解しようと科学者たちは努力をつづけ、水と太陽電池効率に関する研究が世界中の研究所から発表されつつある。分子レベルの水の科学は科学界をざわつかせているが、それは水の機能の理解を方向づけるものであり、あなたにもおおいに関係がある。それが本書の根拠なのだから。

この新しい科学が明らかにしつつあるのは、**人の細胞内の「水」は、いわゆる「水」とは別のタイプの水であり、植物に封じ込められた水と同じ種類**であることだ。

水が液体、気体、固体として存在することはすでに知られている。しかし新しい発見によれば、第4の相として液体より10％粘性が高い「ゲル状の水」が存在する。この水の相の変化は分子レベルで起こる。肉眼では分子の変化を見られるわけではないが、この状態の水ならより効果的に水分補給ができる。つまり飲む液体が少なくても、体に補給される水分は多くなる。

このゲル状の水の効果がどれほど高いのか、まだ正確に測ることはできないものの、古代からこの形の水分が利用されてきた砂漠や極限状態の環境を考慮すれば、相当高いと推測できる。

## 「食べる水」とは世界中で大昔から伝わる知恵

食品から上手に水分補給するヒントの中でも最良のものは、水の調達がむずかしい過酷な環境で学んだ。そこは水源の乏しさから生じる水分不足を埋め合わせるために、食品に頼る人間の姿を、他のどこよりも目にした地域だ。しかし、人間に適応を求める極限状態の環境は砂漠だけでなく、ヒマラヤ山脈やアンデス高地といった高原地帯にもある。

アンデス高地のワルカヤンで発掘された古代の陶器を、考古学的、科学的に分析したところ、当時の主な水分補給法はシチューだったという驚くべき証拠が発見された。そこには穀物から取り出したゼラチンが入っていた。人類学者レベッカ・ブリア博士はこう語る。「植物の分析結果に、私の微小植物に関する知識を加えて解釈すると、私たちはその陶器に『ゼラチン状』のでんぷんがこびりついているのを発見した」

1984年の著書『マギー　キッチンサイエンス　食材から食卓まで』で、食品の科学と分子特性について書いた食品科学者ハロルド・マギーによれば、水のあるところででんぷん粒を熱すると、結晶層が壊され、でんぷんがゼラチン状になる。つまり、水を含んだ粘性合成物が作られる。この穀物から取り出したゼラチンは吸収力がいっそう増しているため、シチューの煮汁の水分補給力も増す。

穀物、ハーブ、種、根といった**植物を加えることで、水の水分補給力を変化させる**という、この古代からある方法は、実はどの大陸でも大昔から行われていた。民族誌や中世の記録には、植物が水分補給と水の浄化に使われていたことを示す確かな証拠が存在する。時間をかけて煮込んだシチューやポタージュはより多くのゼラチンを引き出し、煮汁の分子構造を変化させる。発酵を通じてこれと同じ変化を起こしたビールとミード酒は、汚染されたり腐敗したりした水の浄化用、あるいはその代用品として世界中で利用された。

## チアシードが持つ水分補給力

クリストファー・マクドゥーガルは、ベストセラーとなった著書『BORN TO RUN 走るために生まれた ウルトラランナーVS人類最強の〝走る民族〟』により、多くの読者にシエラ・マドレ（メキシコ）の砂漠の渓谷に暮らすタラウマラ族の存在を知らせた。その部族の若者たちは50マイル（約80㎞）ものマラソンを、ただ楽しむために走る。この本の中でマクドゥーガルは、タラウマラ族がマラソンのエネルギー源として、チアシードを利用する様子を描いている。走る前に彼らが飲むのは、発酵させたトウモロコシビールにチアシードを混ぜたもの、携帯するのはたった**大さじ2杯分のチアシードを入れた小袋**だった。まったく信じられないことだ。人間の限界を超えるような距離を走り、とてつもない耐久力を見せる砂漠の民がいたとは——しかも多量の水で体を潤すことなく、ただその土地で採れた小さな種を食べるだけで。今わかっているのは、長距離ランナーたちが走っている間、種のひとつひとつがゆっくりと時間をかけて水分を与えていたことだ。一見ひどく乾燥して見えるチアシードには、ランナーたちにぴったりの成分が含まれていた。液体と混ざるとゲル状の水を作り出し、それが液体のみの場合より、時間をかけてゆっくりと効果的に水分を補給するのだ。

## 砂漠のカウボーイはハーブを持ち歩く

ウルグアイの大草原で遊牧生活を送る有名なカウボーイ――ガウチョ――が、牛肉ばかりの食事で上手に水分を補給するために利用しているのがマテ茶、セイヨウヒイラギの一種から作る濃厚な浸出液だ。この浸出液は植物栄養素とミネラルが豊富で、あれほど乾燥した環境でも壮健なガウチョたちを見ればわかるように、最適な水分補給ができる。マテ茶については１９６０年代、パリにあるパスツール研究所で大規模な研究が行われ、こんな結論が出されている。「このハーブのような栄養価を持つ植物は、世界中どこを探してもまず見つからない。生命維持に必要なほとんどすべてのビタミンを含んでいる」。また別の研究から、マテ茶には鉱物元素の含有量が高く、電解質のバランスもよいことがわかっている。現在ではマテ茶が体重調整、さらに減量にも役立つことが証明されている。

ひとつ確かなことがある。植物には栄養素が豊富に含まれ、その多くが水分子の溶解作用によってのみ放出される。つまり水の溶解力のおかげで、植物は人の体に、自分が保持していた水分だけでなく、栄養素も運び入れている。

## 最新科学で発見された、水の新しい状態

水の新しい相については、世界的に権威のあるいくつかの機関で議論されている。これを支持する研究は発表されたばかりのもので、これまで認識されていなかった水の状態を認めている。

2017年の夏、スウェーデンのストックホルム大学の研究所で働くカトリン・アマン＝ウィンケルが発見したのは、これまでとは違う水の新しい相だった。彼女は、水が「粘性のある液体に変化し、ほぼ直後にまた別の、もっと粘性が強く、氷より密度がずっと低い液体に変化する」のを目撃したのだ。英国オックスフォード大学のローラ・マエストロと同僚の科学者たちも、水の状態が切り替わることを確認している。マエストロは、「液体の水にそのふたつの状態があることは、生物系においておおいに役立つ」といっている。

ここで覚えておくべきポイントは、**水の新しい状態が分子の機能にとって極めて重要であることだ**——体の働きに関する新発見にとっても。水のこの新しい状態はより組織化され、組織化された分子はより効率よく機能するようになる。いわば指揮者のいるオーケストラだ。調和を欠いて演奏する音楽家たちよりずっと効率がよい。

この新たな科学はあまりに新しいため、科学界はこの新しい水の相の名前をまだ決めていない。これまでは、「構造水」「ゲル水あるいはＥＺ水」「液晶水」「秩序ある水あるいは調和水」と

呼ばれてきた。本書では、主に「ゲル水」あるいは「構造水」と呼ぶ。

カリフォルニア大学バークリー校のセイカリーグループは、超高速レーザー分光法による単一水分子の研究をしたところ、やはり水が液体、気体、固体以外の状態で存在することを発見した。重要な余談として、この研究論文の主執筆者R・J・セイカリーはこう書いている。「水は地球上で最も重要な物質だ。ユニークで融通の利く水素結合ネットワークが、生命を預かる多くのプロセスの根底にあることは知られている。けれども何世紀にもわたる研究にもかかわらず、水の本質に関する重要な疑問の答えは見つかっていない」

コーネル大学（ニューヨーク州）の研究グループが発見したのは、水がＤＮＡの周囲に「水のスパイン（突起）」を形成することだ。研究論文の主執筆者ラルス・ピーターセンはこう述べている。「室温の水は高密度と低密度、どちらの状態になるべきか決められないため、局所的にそのふたつの状態を行ったり来たりする。水は複雑な液体ではないが、複雑な関係にある2種類の単純な液体なのだ」。そしてピーターセンはこう結んでいる。「体の水分状態の変化が、ＤＮＡ構造に劇的な変化を起こす可能性がある」

このように、水分子について、並外れた何か、これまで議論されていない何かが起こりつつあると、科学者たちは口を揃える。それは「単純な$H_2O$」のような単純なことではない。

## ゲル状の水がもつ力

ここ数年で新たに出現した科学の中で最も刺激的なものは、ジェラルド・ポラック博士の研究所が出した成果だ。博士は実験の中ではっきりと、このゲル状の水を確認したと発表している。シアトルにあるワシントン大学のポラック博士はバイオエンジニアリングの博士号を持っている。30年間、実験を続けてきた彼は、世界中の支持者から敬愛されている。

ポラック博士の実験で明らかになったのは、彼が「排除層」水、略してEZ水と呼ぶもので、その層内のあらゆる粒子を排除できるとされている。

ゲル水の「排除層」の中にポラック博士が見たのは、水分子同士が結合し、自分たちより大きなあらゆる分子を締め出している様子だった。水分子が特別に小さな分子であることを思い出してほしい。それが自分より大きなもの、といってもちっぽけな粒子、たとえば毒素や不要な物質の粒子を濾過するのだ。博士が研究所でその様子を明らかにする方法を発見するまで、実際に目撃した人はいなかった。密度の高いゲル状あるいはEZ相では、分子が集団になることで、自分より大きなどんな粒子も排除する。簡単にいえば、EZ水が自分自身を濾過しているのだ。

ポラック博士によれば、排除層の水と、単なる液体の水である$H_2O$の間には極めて重要な違いがある。排除層の水のほうが密度が高く、多くの酸素を含んでいる。しかしなんといっても驚くべき違いは、液体の水では電荷が中和されているのに対し、EZ水は負の電荷を持つことだ。負の電荷というと否定的な響きがある。しかし実はこれこそ、水が電池となり、人の体内でエネルギーを生産し、貯蔵する仕組み――人が動き、考え、治癒し、回復するのに必要なエネルギーそのものなのだ。この水は密度が高いだけでなく、体のあらゆる電気的機能の伝導性も高い。こういった実験では水中の電磁力を測定し、エネルギーの増加を確認している。

この一連の研究の中でも私たちのお気に入りは、ポラック博士自身から聞いた話だ。心筋細胞を調べながら、細胞壁に穴を開けたところ、彼は細胞内の水分が漏れ出てこないことに気づいた。滴り落ちることもない。博士は不思議に思った。細胞膜を破っても、水分が内部に留まるのはなぜだろう？　「この水はどこか違う。妙だ」と彼は感じた。

あちこちたずねてみたが、ひとりとして理由がわかる人はいなかった。ポラック博士のこの疑問の追究は、やがて「物理学・化学・生物学における水に関する年次会議」の開催につながった。現在、12年目を迎えたこの会議には、科学者や文化人たちが集まり、水の動きに関する最新の見解を掘り下げ、新たな答えを探している。一般的に水は希釈効果を持つものと考えられているが、この新たな研究により、結合力も持つことがわかった。ポラック博士が、水分子が徐々に移動して結合すると、水が別のものになることに気づいたことが突破口となったのだ。水分子が集まると結合はますます緊密になった――それは雪片のような動かない氷の結晶ではなく、重なり、つながり合う結晶であり、レースやかぎ針編みによく似ているがまだ液体の状態だ。これは液晶状態とも呼ばれる。それは単なる$H_2O$という結合ではなく、もっと複雑な結合の$H_3O_2$となる。こうした発見は今も論争の的となっている。なにしろ、それは長い間、水は単なる$H_2O$として考えられてきたのだから。しかし未来は明るい。多くの科学者たちが、この発見により本来の水の働きを説明できるようになったと認めている。

またすでに述べたように、水には液体、蒸気、氷以外の相が存在することを受け入れる人は増えつつある。2008年、**ハーバード大学の研究グループは、細胞たんぱく質内の水は液体の水とは異なり、いくつもの層からなる、整った六角形をしている**という結論を下した。この説明はEZ水の構造と驚くほど似ている。

私たちがポラック博士や他の研究者から学んだのは、水は洗練されたもの、私たちの想像よりずっと高度な存在であるということ。水はけっして裏方的な存在でも、万能溶媒でもない。**水とは、化学的、電気的な点火を起こす主要な活性剤なのだ。**

この分子の世界では、水は振動する連続体であり、さまざまな相や状態になったり、また元に戻ったりする。しかし、人の肉眼に映るのは……ただの水だ。液体がゲル状になる様子はあとで説明するが、それが水が持つ生命を生む特性をより大きなものにしている。この水の驚くべき新しい科学について知っておくべき要点は、密度が高く、光波により活性化し、貴重なエネルギーを備えた水が存在することだ。その仕組みについてはまだよくわかっていないものの、人の細胞が持つ修復力、再生力、つまり多くの活力を与える能力を高めることも考えられる。

## ゲル水による水分補給

ゲル水はあらゆる生きた細胞に存在し、植物も例外ではない。その違いは味覚、触覚によってわかる。ゲル水は液体のように薄く見えるが、わずかに光沢があり、ゼラチンのように粘度が高くなることもある。そして、あらゆる種類の食品に含まれている。たとえば、「ほとんど栄養がない」と批判されるアイスバーグレタス（訳注／日本では一般的なレタス）は、実は強力な水分補給食品だ。レタスの水は構造化されている。そして誰もが体を癒やすと感じるのは、骨スープに含まれるゲル水だ。チアシードを水に浸せば、実際にゲルが生成されていく様子を見られる。

このことは、ゲル水による水分補給は普通の水とどう違うのかという疑問に答えてくれる。まだ解明すべき点は多いが、これまでのところわかっているのは、ゲル水による水分補給が普通の水によるそれと異なる理由は、それが水の別の段階にあり、具体的には長く湿気を与えるだけでなく、**体内の電気的機能をはるかに効率よく行わせる**からだ。医師が皮膚にゲル状のゼリーを塗ると、超音波検査や心電図検査で結果を読み取りやすくなるのはそのよい例だ。これは高密度のゲルがすばらしい伝導体だから。

電気伝導はいわゆる電解質とも関連がある。これは植物に豊富に含まれるミネラルのことだ。ミネラルは水に溶けると電荷を放出する。密度と電荷は効率のよい伝導性に大きな影響を及ぼすため、ゲル水の伝導性は非常に高い――それもかなり。するとエネルギー量が増え、疲労が減り、治癒力が高まる。要するに、新鮮な果物や野菜という「食べる水」を取ることによって、あなたはボトルウォーターより貴重なエネルギーを得て、より効率よく水分補給ができる。

## 人は太陽光で動いている

水分補給は皮肉にも太陽から始まる。太陽と水の関係こそ出発点だ。水分補給が始まるのは、太陽光が皮膚さえ通り抜けて水分子に衝突したとき。ポラック博士の考えでは、光波が水に、さらにその分子レベルまで到達すると、水分子が分かれ、多くの電荷を放出し、水をエネルギーを生む電池に変える。電池に蓄えられた電荷はエネルギーとして使われ、細胞も同じことを行う。太陽と水が結びついて人間を電池に変えるのだ。太陽光と赤外線、その間のあらゆるスペクトルが、人のエネルギーと、人の水分補給の質を決める。食品だけでなく太陽光も細胞の働きを促し、しかもそれは何よりも自然で、何よりも利用しやすいものだ。可視光線であれ、赤外線（目に見えない光）であれ、光を浴びれば、体内におけるゲル水の生成と増加が促される。ポラック博士によれば、「**水の構造を作るエネルギーは太陽がもたらす。**紫外線、可視光線、赤外線を含む波長の放射エネルギーは普通のバルク水、つまり普通の水を秩序ある水に変換する」。彼は実験により、水が環境から自由に光エネルギーを吸収し、そのエネルギーを利用してＥＺ水を生成することを解明している。つまり、太陽であれ、植物から得た食品であれ、取り入れるエネルギーが増えれば、ＥＺ水の生成も増える。

これこそ、ポラック博士がこの第4の水の相を異なる化学反応式で表した理由だ。ＥＺ水では、電子が負と正の電荷を共有し、この新しい$H_3O_2$を作り上げている。「吸収された放射エネルギーが水分子を分け、負の部分がＥＺ水の基本要素を構成し、正の部分は水分子と結合し、自由ヒドロニウムイオン（$H_3O^+$）となり、水中に拡散する。さらに光（放射エネルギー）を加えるほど、電荷分離が促され」、結果として、さらなる構造水が作られる。

体内のエネルギー生産に光が利用される仕組みに注目しているのは、ポラック博士だけではない。実際、２０１４年には、哺乳類における軽水と植物の役割をまとめた新しい研究が発表された。ジャーナル・オブ・セル・サイエンスに掲載されたこの最近の研究は、体内のクロロフィル分子に光を当てると、細胞のエネルギーを貯蔵する分子ＡＴＰを生成する仕組みを立証している。人の体内で摂取した植物の分子が光を取り入れ、ＡＴＰの形でエネルギーを生成することを著者たちは初めて明らかにしている。どこかで聞いたことがある？　まるで植物の光合成のように、哺乳類は緑の植物（クロロフィル）を食べることにより、太陽光からエネルギーを得ることができるというのが彼らの意見だ。

光が皮膚を通り抜けるとき、あらゆる細胞内で連鎖反応が始まり、その連鎖反応により電荷が伝わり、人にエネルギーを与える。「バッテリーの充電をしなくては」という言いまわしについて考えてほしい――電話やパソコンをコンセントにつなぐことのように聞こえる。だが実は人も光源から充電しているのであり、その充電は十分に水分補給された体によって行われる。

体内でこのゲル水の生成をつづけるために、太陽光を浴びるだけでなくこの構造水を含んだ食品を食べたくなるだろう。そうすれば電荷も促される。そのひとつが植物から作ったジュースだ。**植物をしぼるだけで、植物の構造水をしぼり出すことができる。**

ポラック博士の言葉を借りれば、「あなたは自分の体が本当に求めるものを取り込むことになる。私から見れば、これは最大の医療革命だ。適切な種類の水を飲むだけで、より健康になれ、病気から回復することさえできるのだから」。

## いくつもの最新科学から導き出した知恵

この新しい科学は体の水分状態を向上させ、苦しい時期にも健康状態と活力を高めるものだ。水分状態がよくなればなるほど、体の働きもよくなり、あらゆるシステムと組織を保護できる。脱水症は体を傷つける。今、過去に例がないほど、誰もが人工的な環境に苦しめられている。しかしぎりぎりのところで、新しい科学が人の細胞内と、植物の細胞内に、これまで知られていなかった水の相を見つけてくれた。純粋な天然資源から取り出したゲル水の量を保ち、増やせば、無理なく細胞の働きを改善できる。**「食べる水」を取ることで、エネルギーを高めることもできる。**クエンチプログラムでは、脱水状態に陥りやすい生活の中で、細胞レベルまでしっかりと水分補給する方法を通して、この新しい科学をあなたに伝える。

# 第2章

# 「食べる水」が体を変える
## ——水分補給に役立つ食品

水がなければ、命は存在しない。
海がなければ、緑は存在しない。

——シルヴィア・アール

体から水分を奪う食物があることを知っていただろうか？　逆に水分を与える食物があることは？　水だけの場合より水分を与えてくれる食物についてはどうだろう？

たとえば、**ボトルウォーター1本と一緒にリンゴを1個食べれば、ボトルウォーター2本分よりずっと多く水分を補給できる**。その仕組みを説明しよう。リンゴに含まれる繊維状物質がスポンジ代わりになって水分を長く保持する、つまり体内に長く留めてくれるのだ。

食物について話す前に、まず変化について話したい。変化とは人が成長し、環境に適応するために行うこと。これは非常によく見られる人間の資質であり、祖先たちも経験してきた。今度はあなたが実行する番だ。食品を選ぶことで、現代特有の疲労感のいくらかを取り除くことができる——実際には、その大部分を。しかし、まずすべきなのは、これまでの食べ方をやめること。

しばらく食習慣を変えていないなら、いい機会だ。水を食べるときがきている。

なぜだろう？　私たちを取り巻く環境が一変したのは間違いない。テイクアウト・フードなど現在の生活パターンは人間を絶滅させる。それが過度の疲労を生み、何よりも人の幸福を押しつぶしている。水分補給する理由、そのために食品を利用する理由を考えたとき、最終的にたどり着くのは幸福な人生。水分を取るのは今より人生を味わうためだ。もっと生き生きとし、認知機能にも理解力にも問題のない人生。水に食品を組み合わせることは、よく考えれば、地球で最も賢いやり方であり、自然の知恵でもある。水分と食品はいったいどこでふたつのカテゴリーに分かれたのだろう？　せっかく自然がふたつをまとめ、ひとつの非常に効率のよい運搬システムにしてくれたのに。

クエンチプログラムには、昔の自然の知恵を取り入れてある。あなたに必要なのは少し自然に合わせることだけ——でも、それが人の役目ではないだろうか？　そのための簡単な調整方法を教えよう。結局、私たちが求めているのは、日々の要所要所で飲み物を取り、水分を奪うものを食べたときに水分の多い食品を食べて補い、おしゃれなスムージーを取り入れることだけ。これ以上簡単なことはないだろう。

たとえば、ピザ2切れの代わりにリンゴ2個にすれば……これは無理かもしれないが、ピザ1切れとリンゴ1個ならどうだろう？　これで体内で消化に使うエネルギー量のバランスを取り戻すことができた。リンゴが水分補給に役立つことを体は知っている。さらにそのリンゴのゲル水から得られる電荷を取り込むことで、すぐさま電池を充電できる。

この章ではあなた自身を変える情報を伝えていく。クエンチプログラムによって食品選びが理解と結果と喜びを伴うものに変わる。活力を与える実際的なヒントとテクニックも身につく。

## オフィスで脱水症にならない秘訣

さて、「食べる水」という本題に入る前に、環境が引き起こす脱水問題と、解決方法をまとめておく。これも併せて実践してほしい。

**トラブル①電子機器**——熱は水分を奪う。照明や電子機器が電源を入れただけで熱を持つことを思い出してほしい。コンピュータやスマートフォンがどれほど熱くなるか気づいたことがあるだろうか？

**クエンチの秘訣**——スマートフォンやコンピュータはずっと夜間モードにしておくこと——熱を抑えられるからだ。できれば1時間に5分は電子機器から離れること。できるだけ自然光の下で作業し、オフィスに質のよい卓上スタンドを持ち込み、天井の照明を消すことも考えよう。ミーティングは戸外で散歩しながら行おう。使用中のスマートフォンからの安全距離は60㎝。通話は体から60㎝離し、イヤホンを使おう——できれば、スピーカーフォンを使ったほうがよい。

**トラブル②座りっぱなし**——ずっと座ったまま、キーボードと電話に覆いかぶさっていると、体中の重要な液体の流れが妨げられる。

**クエンチの秘訣**——1時間ごとに少し体を動かし、姿勢をチェックすること。猫背になっている？　両肩を下げ、胸を張ろう。気分がよくなるはずだ。

**トラブル③空調**——エアコンは暑さ対策に役立ちそうで、実際に役立つが、部屋の湿度を奪うため、脱水症の原因となる。またカーペット、合成繊維のカーテン、家具、密閉環境といった部屋の内装や条件が重なり合うと、空気中の水蒸気を吸い取ってしまう。自分の部屋やオフィスをじっくり見まわし、そこにあるあらゆるものと自分が、屋内にわずかに残った湿気を奪い合っていることに気づいてほしい。

**クエンチの秘訣**——こういった環境は湿度を取り戻せば補うことができる。だが部屋全体を加湿するには高価な装置が必要になる。簡単な対策として身近に小さなディフューザをおけば、部屋全体ではないが自分の体を加湿していることになる。職場や自宅のデスクに蓋のない水入りビンを置いたり、自宅に観葉植物を飾ったりといった簡単な工夫も違いを生む。

ディフューザに精油を加えれば、芳香性植物の分子を取り入れられる。独創的だがあまり思いつかない水分補給法だ。その蒸気は鼻腔から肺へ入り、そこに水分を与え、楽にしてくれる。仕事中や会議中にも簡単にできるのは、おいしいお茶のカップを近くに置いておくこと。たとえ飲まなくても、どこでも蒸気を少しずつ吸い込める。

**トラブル④交通機関**――車、飛行機、列車、そして地下鉄も水分を奪う密閉空間だ。どれも非常に湿度の低い環境だが、なかでも最強なのは飛行機だ。健全な屋内湿度は50～60％であるのに対し、機内では20％未満、時には1％まで下がることもある。車の環境も厳しい。車内にいる間、湿気を含んだ空気が乾燥し脱酸素化された空気に変わっていくため、体の水分が失われる。旅行による脱水状態は体をこわばらせ、肌をしぼませるが、それは湿度の低い環境の中でほとんど動かず座りつづけるせいだ。

**クエンチの秘訣**――旅行中は車内に必ず飲み物を持ち込み、時々窓を開けて新鮮な空気を車内に取り込み、赤信号のたびにマイクロムーブメントを行うこと。

**トラブル⑤太陽からの遮断**――自宅やオフィスなど室内で太陽光に当たらないと、思いもよらない形で水分を奪われる。意図的に低湿度にした部屋でストレスの大きな生活を送っているだけでなく、自然の太陽光から切り離される。太陽光は人を温め、神経系全体を安定させるだけでなく、体の水分状態にもおおいに関係している。

**クエンチの秘訣**――太陽光の必要性に注意し、ランチタイムには10～15分は戸外で日光を浴びながら休憩すること。毎日浴びるべき太陽光の量はおそらく人によって違うため、はっきりどれくらいとはいえないが、ランチタイムの短時間であっても体にはよいはずだ（もちろん健康に問題がある人は担当医の許可をもらうこと）。曇りの日でも光波を浴びられる。毎日、体内時計を設定するには太陽光から情報をもらう必要があるという新しい証拠が明らかになった。一日の始まりの1時間に日光を浴びることは、私たちが考えていたよりずっと重要なのかもしれない。

**トラブル⑥ストレス**——多忙な現代生活から生じたストレスや重圧により、神経性の化学物質が体内を駆けめぐると、体に負担がかかり、またしても貯水槽を減らすことになる。

**クエンチの秘訣**——スムージーや水分の多い食品を取れば、体を守る栄養素を取り入れ、自分を保護できる。定期的に深呼吸を行う習慣をつければ、体をリセットし、湿気を含んだ空気をもっと取り入れることができる。

## 植物の水こそ完璧な水

食品を水として利用する話はこれまで聞いたことがないかもしれない。一般的に水は栄養素ではなく、実用的なもの、水分を与えるもの、湿気として捉えられてきた。ところが、水分補給として一日にグラス8杯分の水、あるいは体重の値（ポンド単位）の半分の量（オンス単位）が必要だと教え込まれた。実はこの一日8杯という広く知られたアドバイスの出所を調べてみると、それは政府が出した一日に摂取すべき総水分量の指針だった。そして驚くべきことに、元になった指針では、その総水分量の45％は食品に含まれる液体から摂取するように勧めていた。都市伝説として伝わる長い年月の間に、「液体」の摂取量が「水」の摂取量に変わってしまったのだ。

しかし今では水と食品から水分を取ることが、地球上で最も賢い方法、自然の知恵だとわかっ

| 水分の多い野菜トップ12（水分の割合） | 水分の多い果物トップ12（水分の割合） |
| --- | --- |
| 1　キュウリ 96.7% | 1　スターフルーツ 91.4% |
| 2　ロメインレタス 95.6% | 2　スイカ 91.4% |
| 3　セロリ 95.4% | 3　イチゴ 91% |
| 4　ラディシュ 95.3% | 4　グレープフルーツ 90.5% |
| 5　ズッキーニ 95% | 5　メロン 90.2% |
| 6　トマト 94.5% | 6　パイナップル 87% |
| 7　ピーマン 93.9% | 7　ラズベリー 87% |
| 8　カリフラワー 92.1% | 8　ブルーベリー 85% |
| 9　ホウレンソウ 91.4% | 9　キーウィ 84.2% |
| 10　ブロッコリー 90.7% | 10　リンゴ 84% |
| 11　ニンジン 90% | 11　洋ナシ 84% |
| 12　芽キャベツ 86.5% | 12　ブドウ 81.5% |

ている。自然はこのふたつを合わせて、ひとつの超高効率運搬システムにしたのだから。

植物は水分量が80～98％と、生物学的に完璧な中身を含んでいる。次回リンゴや洋ナシをかじるときには、その果物が与えてくれる水が単に混じり気がないだけでなく、体の深いレベルまで水分を与え、栄養素とミネラルも満載していることを思い出そう。その特質は完璧なバランスの栄養素と水分が入った、自然が作ったパッケージにある。多すぎも少なすぎもしない栄養素と繊維質が豊富に含まれ、水に満ちている。葉物野菜であれ、洋ナシであれ、あるいはチアシードであっても、人が食べる植物はどれも形態を変えた水、つまり「食べる水」なのだ。

これだけははっきりしている——水分を豊富に含む食品は栄養素も豊富で、抗酸化物質、たんぱく質、アミノ酸、ミネラル、ビタミンがたっぷりと含まれている。カルシウム、塩化物、マグネシウム、カリウム、ナトリウムといった栄養素も含まれ、これらは水の電荷によって活性化され、電解質となる。しかし新しい科学からわかってきたのは、その電解質が豊富な水は、人の電気的機能を促す電子も豊富に含んでいることだ。水は電気を通し、それはエネルギー源になるだけではなく、認識力、判断力、気分調節にも寄与している。体の水分状態の質は電気伝導の質と切り離せないことを忘れてはいけない。もう一度いわせてほしい。水は電気を通す。だから水分を補給すれば、電気的機能を高めることができる。

このことが水を単なる湿気、単に水分を与えるもの、単に汚れを落とすものから、エネルギー源に変える。そしてここが重要なのだが、**植物の繊維質のおかげで水がゆっくり吸収されるため、水は体に長く留まる。**これが健康のトリプルプレーだ。純粋な水、吸収力のある繊維質、そして必要な栄養素プラス電解質。この多重効果があるからこそ、グラス1杯のただの水だけより、植物を加えれば、もっと効率よく水分補給できるのである。

## 体重の半分の水を飲むという「神話」

体重（ポンド）の半分の水（オンス）を飲むという一般的な指針が広く利用されている理由は、それがわかりやすいからだ。この指針に従えば、たとえば120ポンド（54kg）の女性は一日60オンス（約1・8ℓ）の水を飲むことになる。悪い指針ではないが、真実からはかけ離れている。現実には水分補給量は体重だけでなく多くの条件によって変わる。体が乾燥した状態の人、若い人、健康な人、薬物療法を受けている人。それぞれに合わせて調整する必要がある。また高齢で筋肉（体の最大の貯水槽）が少ない人、汗かきの人もいる。しかしどんな人であれ、うまく水分補給できるかどうかは、何よりも食べるものによって大きく左右される。

本書で求めるのは**一定の量を飲むことではなく、水分を求める自分自身のシグナルに注意を払うこと**。シグナルのトップ2は、疲労、特に午後の疲労感とブレインフォグだ。それにつづくのが、頭痛、体のこわばりと関節痛、苛立ち、気分の落ち込みだ。舌や喉、鼻腔の乾燥（ドライノーズ）も初期シグナルだ。一日の早い時間に水分を取ることで、より効率よく水分補給することをお勧めする。瑞々《みずみず》しい果物や野菜を多めに取れば、繊維質が取れ、水分を長く保持できる。

## 牧草牛の水分補給法

牧草牛は一日中、野外で97%が水分の牧草を食《は》み、体の湿度を保っている。それでも水を飲む必要はある。しかし水気の多い青々とした草と、水分を保持する消化された繊維質というすばらしい組み合わせが、牛の水分補給に大きな役割を果たしている。それとは対照的に穀物飼料で育てられる穀物牛は、私たちが知るかぎりもっと水を飲む必要があり、栄養状態が劣る。

牧草牛が飲む水は少ない。アリゾナ州にあるセイブユアデイリーファームで２００９年の夏に１３０頭の牧草牛の群れを調査したところ、平均すると群れ全体で一日約１８００ガロン（約６

813ℓ）の水を飲んだ。しかし、同規模の穀物牛の群れでは、一日約3000～4000ガロン（約1万1356～1万5140ℓ）と、倍以上の水を飲んでいた。

つまり、本書の出版時点では未発表とはいえ、いくつもの研究が、「食べる水」として植物を利用すれば、水をグラス1杯飲んでも、それと同等以上の水分が補給できる可能性を示唆しているのだ――すばらしい！

## ピザを食べたあとに体内で起こること

ここでピザとリンゴの話に戻ろう。なぜピザ1切れをリンゴ1個におき替えたのだろう？ ピザは水分を奪うからだ。その仕組みは具体的にはどんなものだろう？

簡単な答えは、ピザには好ましくない種類の塩が含まれているから。そのせいで取り入れた水分以上の水分を失い、体の正常な機能に必要な水や体液が不足してしまう。そして失った水分を取り戻さなくてはもちろん脱水症になる。

長い答えはこうだ。細胞はふたつの区画で水を利用し、貯蔵している。それは細胞内液（ICF）と細胞外液（ECF）と呼ばれる。ICFは細胞内に体液の約60～65％を保持し、ECFは細胞の周囲に約35～40％を保持している。塩化物、カリウム、マグネシウム、ナトリウムといった栄養素が、ICFとECF内の濃度のバランスを取っている。どの分子であれ、片方の区画の濃度が上がりすぎると、それを下げるためにもう片方の区画から水を引き出す。

ピザに話を戻そう。トマトソースとチーズ——さらにペパローニなど塩辛いトッピング——のナトリウムがECFに蓄積すると、ICFから水を引き出す。この状態になると、細胞が水分を失いつつあるというシグナルが脳に送られる。すると脳はもっと水を飲めというシグナルを出す。実は、このバランスが悪いと腹部膨満感が生じる。

## 塩が水分補給を解決する!

ちょっと待って——塩が体に水分を保持する役に立つと?

たった今、ナトリウムが水分を奪う仕組みをピザの例で説明したばかりではないか。加工処理された食卓塩の取りすぎが体によくないのは本当だ。腎臓が塩を処理し、尿として体から流し出すために水を使うからだ。これは正常で日々行われる処理だ。しかしすでに水が乏しく、かつ加工された添加ナトリウムであふれんばかりの食生活を送っているなら——その組み合わせが脱水症に、さらには腎疾患につながる可能性がある。

**けれども塩を節約すればよいわけではない。実はそれも健康を害する可能性がある。**

ナトリウムは重要な電解質だ。カリウムと協力しながら体内の電荷のバランスを取っている。そして水に溶けたナトリウムとカリウムは、ナトリウムカリウムポンプと呼ばれる重要な細胞の機能を促す。ナトリウムは体内で正電荷を持つイオンを生じ、カリウムは負電荷を持つイオンを生じ、このふたつが組み合わさると細胞膜に電荷が発生する。神経や神経伝達物質も含め、細胞の機能を維持させているのは、この絶え間なく繰り返されるプロセスだ。ところが体内に十分な塩がなければ、体内の電荷バランスが崩れ、細胞はしかるべき電気的興奮の送受信ができなくなる。つまり、少量の天然塩は水分補給に欠かせないものだ。

それがプロのアスリートはもちろん、日々エクササイズをする人たちが、運動中やそのあとにスポーツドリンクをゴクゴク飲んでいるのをよく見かける理由だ。彼らは失った水を補充しているだけでなく、体内のナトリウムとカリウムの貯えを新たに供給している。

といっても、エクササイズをする人なら、人工甘味料、合成化学物質、食品着色料など不要な添加物が入っているスポーツドリンクは飲まないことだ。

## スポーツドリンクが人気を失いつつある科学的な理由

スポーツドリンクや他の水分補給法がいわれのない非難を受けているが、そこにはそれなりの理由がある。スポーツドリンクには、人びとが「健康によい」飲み物に求めない糖質が添加されている。屋外で一日を過ごしたあとに飲みたいのは、血糖値の急上昇を起こすことなく満足できるものだろう。ところがスポーツドリンクには好ましくない糖類やその代用品だけでなく、合成電解質も使用されている――これは工場で製造されたミネラルで、自然のものではない。そして**合成ミネラル入りのスポーツドリンクは広範囲の微量ミネラルを失わせる。**

水分補給における微量ミネラルの働きについては、代謝機能の重要な調整役であることがわかり始めたところだ。添加ビタミン入りのドリンクについても同じことがいえる。そういったビタミンは天然ではなく合成されたもので、味を引き立たせるために糖質が大量に入っていることが多い。第6章の無添加スポーツドリンクのレシピを試してほしい。

最近のコクランレビュー（科学論文の包括的なレビュー。多くの人から保健分野における科学的証拠の「最も信頼できる基準」とみなされている）によれば、低ナトリウム食は腎臓ホルモンの分泌を促した結果、実際には血圧を上昇させる。低ナトリウム食はカテコールアミン値を上昇させることもわかってきた――これは「闘争か逃走か」の神経伝達物質で、心拍数を上昇させ、血管を収縮させる。つまり低ナトリウム食はこれまでいわれてきたような高血圧治療法ではないかもしれない――それどころか高血圧の一因である可能性がある。

## 血圧を上げる塩・下げる塩

塩について話すなら、最適な水分補給と健康のために、量ではなく質を考えよう。食卓塩の性質は水分補給や健康維持に向いていない。しかし他の健康によい塩――自然で加工を最小限に抑えた塩――は水分補給で重要な役割を果たす。その理由は、天然塩の中身がナトリウムだけではないからだ。ヨウ素、鉄、カリウム、マグネシウム、カルシウムといった微量ミネラルも含んでいる。そのうちのカリウムやカルシウムといったものは電解質であり、体に水を取り込んだとき、電解質のバランスを取り、細胞が問題なく働くようにする。

選ぶべき塩は、天然塩。海塩、ケルト塩、岩塩、ヒマラヤ塩などだ。

こういった天然塩は食品に驚くほど風味を加えてくれる。だが食品ではなく、水に加えるともっとよい。**グラスの水に健康によい塩をひとつまみ加えるという簡単なことで、理想的な電解質交換を行い、体内で水のバランスを取ることができる。**

塩入れの中身を健康によい天然塩に換えることをお薦めするが、何十年間も専門家たちがいってきたように「普通の食卓塩は健康の敵」というわけではない可能性も忘れないようにしよう。例を挙げれば、ジョージア州アトランタのエモリー大学の２６００人以上の成人を対象にした最近の研究から、**一日１５００～２０００㎎のナトリウムを摂取しても、心疾患のリスクは上がらないだけでなく、一日平均１５００㎎未満の人たちより、わずかに長生きする傾向があった。**そのとおりだ――ナトリウムは実は長寿につながっていた。これとは別の、８０００人以上の成人を対象としたフランスの研究では、ナトリウム摂取量は最高血圧と関連がないことが明らかになり、その結果、研究者たちは塩と血圧との関連づけは「誇張」にすぎないと主張している。もちろんフランス人は海塩好きで有名だ。

## 水の飲みすぎで細胞がうっ血する

私たちは、水を飲みすぎていることもある。**水中毒が危険なのは、大量の水が血中ナトリウム濃度を下げるからだ。**さらに悪いことに、汗をかくとナトリウムが奪われる。ところが皮膚、筋肉、内臓といった他の細胞内のナトリウム濃度は変わらない。そのバランスの崩れを補正するため、浸透圧によって細胞外液から水が引き出され、その結果、細胞にうっ血が起こる。すると手足が風船のようにむくむ。これが滅多に起こらないのは、腎臓が短時間で大量の尿を生成し、ナトリウム濃度のバランスの崩れを補正するからだ。

けれどもマラソンなど長時間、耐久力を求められるスポーツでは低ナトリウム血症を発症する可能性がある。症状には嘔吐、頭痛、腹部膨満感、手足のむくみ、見当識障害、異常な疲労感、喘鳴《ぜんめい》などがある。低ナトリウム血症から浮腫を起こすことは滅多にないが、それでも水を飲みすぎると重要なミネラルと電解質が奪われる。注意が必要なのはアスリートだけではない。ホットヨガに熱中している人、放課後にスポーツをする子どもにも起こり得る。だからこそ、植物という「食べる水」を活用して体を守ってほしい。

健康に問題のない人の大半は、多くの保健機関が推奨する一日1500㎎以上のナトリウムを処理できる。だがもっと重視すべきなのは、いくつかの研究が高血圧と心疾患をナトリウムと関連づけていても、実はその原因が塩それ自体ではない可能性があることだろう。**塩そのものでなく、加工処理された塩がたっぷり入った加工食品**――ファストフード、揚げ物、冷凍食品、チップスのようなジャンクフード――こそ真犯人だとも考えられる。

ダナが長年にわたって患者の多くに薦めてきたのは、特に朝、グラス1杯の水に海塩をひとつまみとレモンのしぼり汁を加えた飲み物だ。味もよく、水分の保持に役立ち、重い低血圧の人や脱水状態になりやすい人に特に効果がある。これを日課にしてほしい。

## 知っておきたい「水分を奪う食品」

制限したり、避けたり、埋め合わせたりすべき食品を次に示す。

**アルコール**――アルコールは分解される過程で体の水分を大量に奪う。対策としてアルコール飲料を1杯飲むたびに、必ずグラス1杯の水を飲むこと。そうすればバーのつけも少なくてすむ！

**糖質**――糖質の分解と濾過には大量の水分が必要になる。インスリンに与える影響など糖質のカスケード効果（訳注／連鎖的に影響が広がっていく現象）を考慮すれば、状況はさらに悪くなり、体の貯水槽から水がさらに奪われる。ドーナツ、アイスクリーム、（たまに）ケーキを食べたら、余分に水を飲んで埋め合わせよう（第8章の「どんな甘味料を選べばよいのか？」参照）。

**穀物、でんぷん、肉類、チーズ**――感謝祭のディナーやパスタの店でのビジネスランチのあと、頭がぼんやりし、つい昼寝をしてしまったことはないだろうか？　簡単な対策として、サラダかスープを多めにし、穀物、でんぷん、肉類は少なめにすること。忘れないでほしいのだが、私たちが求めているのはこういったおいしい食品を避けることではなく、その量を減らすことと、余分に水分補給をして埋め合わせることだ。

**コーヒーと紅茶**――こういった飲み物を一日に4〜6杯（240㎖カップ）と多めに飲む人なら、きっと脱水症につながるような利尿作用を経験するだろう。2杯目のあとにはお湯を注ぎ、摂取したカフェインを薄めよう。たいていの人が欲しがるのは、心地よい温かなカップの感触なのだから。小さじ1杯の牧草牛の牛乳から作ったバターやギーを泡立てて加えるのもよい――ヒマラヤで昔から伝わる、カフェインの影響を遅らせる方法だ。

## 微生物叢が腸を助ける

ベンジャミン・フランクリンはこんなジョークを飛ばしたといわれる。「ワインの中には知恵がある。ビールの中には自由がある。水の中には細菌がいる」

もっともな言葉だが、彼は細菌が人の役に立つことを知らなかった。体には善玉菌が必要だとする注目すべき新しい考え方をくわしく知らないのなら、バランスと水分状態のよい微生物は、文字どおり人生の最高の同志となることを理解してもらいたい。植物という形態の水を今よりもっと飲めば、微生物に必要な栄養素、繊維質、水を与えることで、腸内細菌の集まりといった「微生物叢《そう》」が役目を果たすのを後押しできる。微生物叢も多くの質のよい栄養素を必要とする。十分な水分補給は微生物叢にとってもメリットとなる。細菌も人と同様、その大部分を水分が占めているからだ。要するに体の生態系の効率が上がるのは、水分補給と栄養素をまとめて一緒に吸収したときだ。これは直感的に納得できる。

細菌の大半が棲む腸の健康にとって、微生物叢がどれほど重要なのか聞いたことがあるだろう。細菌は、吸収されない食物粒子、大きすぎる食物粒子が血流に漏れ出るのを防いでいる。腸の微生物叢には腸内膜を成長させる役割がある。そして小腸の毛細血管の密度を上げることで、腸の生理機能と運動性に影響を与えている。現在では腸の微生物叢が、宿主（あなたのこと）の消化、免疫促進、新陳代謝に関係していることがわかっている。微生物叢を理解するには、自分の体を水槽だと考えるとよい。そこが微細な浮遊物でいっぱいになれば、水をうまく循環させる必要があり、その水は酸素を豊富に含み、負の電荷を持ち、すばらしい栄養素に満ちている。

## 発酵は濾過のひとつか？

12世紀にスペインの砂漠地帯を横断した巡礼者たちは、毎晩ミード酒を飲むことで体力を回復させた。これはハチミツ酒とも呼ばれる発酵飲料で、不潔な水を浄化し、免疫系を助ける役割を果たしていたのだ。発酵飲料に含まれる体によい細菌は間違いなく毒素、黴《かび》、重金属と結びつき、体外に運び去ってくれ、体に吸収されることはないからだ。つまり浄水器を利用するより、発酵食品や発酵飲料を取ったほうがずっと体がうまく機能する。

## スタンフォードが発見した、旬の食べ物と微生物の関係

人の体が季節に反応するように、微生物にも季節的なパターンがある。旬の食材がそれぞれの季節の微生物をもたらし、旬のものを食べれば食べるほど、その自然環境が不自然な屋内環境でも人が元気でいられるように支えてくれる。ローラ・フーパー博士は、テキサス大学サウスウェ

スタン・メディカルセンターにある最高水準の微生物叢研究所のひとつを運営している。彼女の大発見は季節とは少し違う種類のもの。それは、微生物にも24時間周期のリズムがあること……つまり微生物も眠るのだ！

微生物が昼か夜かを知るには、人間を屋外に出す必要がある。要するに微生物は、真っ暗な人間の体内にいても、光波の角度を読み取り、時間と季節がわかるのだ。**屋内での生活が人間の体内システム全体にどれほど負担をかけているか、徐々にわかりかけている。**

旬の食材を食べることには人が想像する以上の価値があり、最近の研究からそれが事実であることがはっきりした。スタンフォード大学（カリフォルニア州）が調査したのは、タンザニアの遊牧民ハツァ族、今も昔ながらの方法で食料消費を行う民族の習慣だ。

ハツァ族は季節を通してさまざまな土地を移動し、その結果、さまざまな食料によって生き延び、繁栄している。彼らは季節ごとに手に入るものを食べ、その方法から得るものには多種多様な栄養素だけでなく、多種多様な善玉菌も含まれている。彼らの微生物叢は多様性が高いため、病気に対する免疫力と回復力も高いが、それは他ならぬ季節ごとに変わる食習慣のおかげだ。

それだけでなく彼らが食べる食品そのものが、その新しく入ってきた多様な微生物の消化と吸収を助けている。細菌が手に入りやすい食品とうまく調和するからだ。この研究論文の主執筆者サミュエル・スミツが発見したのは、季節によって消える微生物もいれば、ふたたび現れる微生物もいるなど、季節ごとに著しい違いがあることだ。

広く尊敬を集める栄養の専門家であり、優れたアーユルヴェーダ専門家でもあるワシントンD

Cのジョン・ドウイラード博士が確認したのは、腸の微生物には季節ごとに変化する性質があることだ。ドウイラード博士が前述のスタンフォード大学の研究におおいに興奮していることには理由がある。彼は長い間、季節ごとに食生活を変えることを提唱してきた。『The 3-Season Diet（3シーズンの食生活）』の著者である彼は、毎日のスーパーでの食料品の買い物のために、現代向けの3シーズンプランを作った。

本書のクエンチプログラムでは旬の食材の選択肢を示すことで、食品の栄養分を最大限に活用している。できるだけ地元で採れた食材を食べていれば、新たにこんなメリットにも気づける。たとえば、果物はもぎ取られたとたん栄養分を失い始めること。何千マイルも離れた土地から果物を運ぶ無駄とコストはいうまでもない。私たちは暑い季節と寒い季節の変化に対処するスムージーを考えることで、ドウイラード博士の季節ごとの食生活に関する貴重な業績を取り入れている。彼はこんなこともいっている。「季節ごとに食生活を変えないと、微生物叢はあっという間に自然の知恵から切り離され、季節ごとの微生物との遺伝的な依存関係の多くが失われる」

## スムージーで植物繊維をとり入れる

クエンチプログラムでは、ジュースよりスムージーを薦める。ジュースに反対しているわけではない。ジュースには植物から取り出したゲル水が含まれ、多くの状況での水分補給として、ボトルウォーターだけよりは、やはり優れ、栄養価の高いものではある。それでも、クエンチプロ

| スムージーのメリット | ジュースのメリット |
|---|---|
| ・水分の吸収<br>・時間をかけた水分の放出<br>・凝縮された栄養分<br>・凝縮された繊維質<br>・人間のための食物<br>・微生物叢のための食物<br>・微細な浄化作用<br>・環境有害物質や電磁気の悪影響からの保護<br>・無駄がない<br>・費用対効果が高い栄養分<br>・食欲を抑える | ・栄養価の高い水分補給<br>・ミネラルとビタミンを吸収しやすい。<br>・即座に栄養分を利用できる。<br>・しかし高い糖吸収に注意すること。 |

グラムが目指しているのは最適な水分補給だ。ジュースはしぼり汁を抽出し、果肉を取り除いてしまうが、スムージーは野菜や果物をまるごと混ぜるため、繊維質が残る。つまりスムージーなら、植物素材の食品としてのメリットを残らずドリンク内に留められる。植物繊維質のスポンジ効果が吸収した水を長く保持し、ゆっくり放出する状態は、体内に湿気と若さを保つための最良の方法なのだ。

基本的に植物繊維あるいはセルロースは、産業環境から絶え間なく体内に入り込む微細な毒素、細胞老廃物や残骸をきれいに取り除いてくれる。植物性化合物はミネラルのバランスを崩す電磁攻撃の影響を減らすこともできる。スムージーならその貴重な果肉が取り除かれていない。そのため果肉素材に含まれる相乗作用を引き起こす多くの植物性複合物や生物学的補因子が失われたり、無駄にされたりすることがない。私たちはまだ、母なる自然のパッケージから手に入るものすべてを特定したわけではない。だがスムージーであれば、普通の食生活で失っている極めて重要な繊維質を与えてくれる。そういった植物繊維は微生物叢と善玉菌すべてに最適な環境を作るが、そういったものも水分補給を必要とする！ スムージーは見事に人間の体を満たし、ジュースより低いコストで体を効率よく機能させてくれる。人と微生物叢に食物と栄養を与え、その結果、満足することを知らない食欲と体重を抑えてくれる。スムージーでその渇望を癒やしてやろう！

## 100万年前から伝わる食事

ジーナは、砂漠や乾燥した環境の部族がわずかな水でどのようにして生き抜いているのかを知ろうと、独自の文化人類学研究を行っていた。北タンザニアのハッァ族はその対象となった共同体のひとつだ。大部分が乾燥したサバンナ地帯で暮らすハッァ族は異文化との交流もあったが、ほぼ全員が昔ながらの生活をつづけていた。

キングス・カレッジ・ロンドン遺伝疫学部のティム・スペクター教授は、ハッァ族と3日間過ごし、彼らと同じものだけを食べた経験を持つ。実際、その食事はジーナ独自の研究記録と一致していた。スペクター教授は、水分と栄養をしっかり取れる朝の「スムージー」を飲んだことを記録している。彼の食事記録は実に興味深いものだった。

スペクター教授によれば、バオバブの果実がハッァ族の主食だった。ビタミン、脂質、繊維質が豊富なこの果実はココナッツに似た硬い殻を持ち、白い果肉の中に種がひとつある。スペクター教授は、ハッァ族が白い果肉に水を加え、濃いミルク状になるまで混ぜ合わせる様子を説明している。それが彼らのいつもの朝食だった。さらにコンゴロビベリーと呼ばれる野生のベリーを食べたことも記載している。それに含まれる繊維質とポリフェノールの量は、私たちがスーパーで手に入れるベリー類の20倍だ。遅い昼食は繊維質たっぷりの塊茎《かいけい》が少量だった。

スペクター教授の記録には食生活が非常に細かい部分まで記載され、朝のスムージーから始まることなど、機能的にはクエンチプログラムと一致する。**多くの繊維質と脂質を水と混ぜることで、乾燥した条件の中でも体の水分を長く保持でき、同時に食欲も満たされる。**アメリカでは、パレオダイエットなど旧石器時代を真似た食生活が流行しているが、大事なことが忘れられていることが多い。それは古代の人びとはハツァ族のように植物を多量に食べていたことだ。肉よりずっと多い。植物を多く取る食生活は水分補給に役立ち、乾燥した環境で特に利用されていた方法だった。

スペクター教授はさらに、ハツァ族の食生活は多種多様な植物と動物を食べながら、狩猟や採集にあまり時間を割かないともいっている。いったいどちらがより進んだ社会なのだろう。一日4時間働いて家族を養う狩猟採集か、それとも一日8時間以上働く現代社会か。

季節ごとに変わる食生活は、体内のメカニズムについて多くのヒントを与え、一年を通じて効率よく機能するにはどうすればよいのかを教えてくれる。人にはこういった関係がまだ理解できていないのだろう。けれども、もし私たちが季節ごとに食べ方を変え、もっと屋外で過ごせば、環境との共存についてすべてを知る必要などないのかもしれない。

## ドクター・ダナの症例研究

イヴリンは健康面になんの問題もない39歳だ。比較的体を大切にし、食生活にも気を遣い、これといった既往歴もなく、サプリメントを除けば薬も服用していない。

それにもかかわらず、右膝の裏に原因不明の痛みを感じ、1年ほど悩まされている（1年も待たず医師の診察を受けよう！）。長く座っていると痛みが悪化するため、座ったあとに立ち上がって「歩きだす」ときに痛くなることが予期できた――それはまたしばらくの間、じっと座っていなければならないほどの痛みだった。運動の大半はウォーキングで、週に1度ピラティスクラスへ通っていたが、翌日痛みが悪化することもあった。

体の診察と血液検査のあと、食生活について話し合った。私は水は十分に飲んでいると思うかとたずねた。彼女はたいていの患者と同じように、おそらく十分ではないと答えた。私は一日1杯のスムージー、マイクロムーブメント、朝のレモン汁と海塩入りの水1杯というクエンチプログラムを教えてから帰宅させた。

2週間後の診察で彼女に調子はどうかとたずねると、元気だと答えた。痛みについてたずねると、彼女は痛みが消えていることに気づき、驚いていた。なんとそのことを忘れていたのだ！　半年後の診察でも痛みはぶり返していなかった――おまけに4・5kg痩せていた。それ以来、彼女は痛みを感じていない。

## 話題の発酵食品

あなたも最近、発酵食品の話題を耳にしたことがあるかもしれない――話題になるにはそれなりの理由がある。寝かし、「熟成」させると食品は栄養価を倍増させる。発酵は食品の風味を増し、保存するために大昔から行われてきた方法だ。発酵食品とは、自然界の微生物が糖と炭水化物を餌に乳酸を生産する過程を経たもの。この過程では善玉菌や酵素も作られ、オメガ3脂肪酸の生産を促し、消化管の働きも助ける。

しかし今日、抗生物質、消毒薬などの使いすぎが、自然界の微生物を減少させている。発酵食品は大昔から伝わる方法で、どの文化にもあり、保存した力強い栄養素を微生物自身にも供給する。

発酵食品は本来、保存剤だった。だから昔は冷蔵庫など要らなかった。人はこういった細菌と共に進化したのであり、細菌は人の体をうまく働かせるために多くの機能を促してくれる。発酵食品を日々の食事に取り戻そう。微生物は適応能力に優れ、すぐさま人を守る最良の方法を見つける。なぜなら、人を守ることで自分自身を守ることになるからだ。すばらしいお客様ではないか！

私たちのスムージーレシピのすべてが発酵食材を使っているわけではないが、必要性と好みに合わせて使うコツを教える。そして覚えておくべきは、スムージーの繊維質はすでに微生物叢のための食品であること――繊維質はプレバイオティクスとも呼ばれる。とはいえ、スムージーに発酵食材を入れて飲みたくなる理由はこれだろう。驚くほどおいしくなるからだ。

## 市販薬の約40%は植物由来

薬(drug)という言葉が、「乾燥させた薬草」を意味するフランス語 drogue に由来することを知っていただろうか? この語源は、初期の薬が今日と同様、植物から作られていたことを強く示唆する。驚くかもしれないが、**今も米国で販売される薬の約40%が植物から製造されている。**その産業の収益を考えると、植物はたいしたものだと思うだろう。たしかにそうだ。植物は体によいものなのに、人はそのよさに気づき始めたばかりだ。

クエンチ流の対処法は、古代も現在も、地球の水の維持と保護に役立っている。帯水層を枯渇させるのではなく、食品や植物から水を取り出せば、植物の栽培にも使える。さらに、その水を植物に変換させれば、私たちは食べる植物からより質のよい水を取り込むことができる。**文字どおり「自分が作った水」を食べよう。**

第3章

# 水を体中にめぐらせる——筋膜と水分補給

もし地球に魔法が存在するとしたら、
それは水の中にある。

——ローレン・アイズリー

実際に水はどのように必要とされる領域に入り込み、皮膚を潤し、脳や筋肉、臓器、組織に染み込むのだろう？

この疑問に対する見事な答えが見つかったばかりだ。**それは筋膜と呼ばれる。**

筋膜とは、手短にいえば、組織のこと。非常に薄く透き通った特殊な組織であり、皮膚の下を走り、臓器や骨を包んでいる。その長さは何マイルにも及ぶ。実は人の体は筋膜だらけなのだ。これは解剖学上の深い謎のひとつで、科学者たちの目下の研究対象であり、その興奮ぶりはまるで初めて人体解剖が行われたときのようだ。

英国のケンブリッジ大学で4年間、細胞内の液体および電気輸送を研究した米国の生物物理学者、ジェームス・オスチマン博士は、筋膜のことをうまく表現している。「筋膜が体内で最大の系統なのは、あらゆる他系統と接触している系統だからだ」

そして、私たちが学びつつあるように、筋膜の機能こそ、水分補給の仕組みを支える重要な要素だ。足底筋膜炎に罹ったことがなければ、筋膜について聞いたことがないかもしれない。それは土踏まずの結合組織の炎症で、よくあるものだがかなり痛い。そこの筋膜を伸ばすエクササイズを行えば、この組織に水分を取り戻すことで、回復が早まる。

つい最近まで、筋膜は臓器と筋肉を所定の場所に保持する、単なる保護用のラップのようなものだと考えられていた。解剖学者たちは筋膜をまさに食品ラップのように引きはがして投げ捨てて、臓器、骨格、血管、筋肉、神経系といった重要なものに取り組んだものだ。そのあと、助手である学生が投げ捨てられたプラスチック様のラップを片づけるときには、すでにカサカサに乾き、水分が抜けていた。とても「重要なもの」には見えなかった。そう見えたのは、2005年、科学者たちが十分な水分を含み、生き生きとした筋膜を初めて観察したときだ。それを録画したすばらしいビデオはまたたく間に広まった。

それは才気あふれるフランスの外科医で、手の再建術を専門とするジャン＝クロード・ギンバトゥー博士が非常にむずかしい手術を行った年だ。博士は手術中に組織をよく見ようと、患者の皮膚下に光ファイバーカメラを差し入れた。通常なら筋膜の複雑な層は赤い血液で覆い隠されるが、このときはクランプで血管を留めていたため、筋膜組織がよく見えた。光ファイバーカメラが録画しながら露《あら》わにしたのは精巧な網目。それは脈打ち、動いていた——まるで呼吸しているかのように。そして、この透き通った網目が水滴を運んでいたことから、筋膜が体の主要な水分輸送システムのひとつであることが初めてわかった。このビデオが明らかにしたのは、伸縮性のある灌漑システムが、その管状の組織の中に水を通過させていく様子だ。筋膜がまるで庭に水を撒くように組織に水を送っている様子を、私たちはようやく見ることができたのだ。

ゲル水と並び、筋膜についての発見は、現代の大発見に加えるべきものだ。この発見の瞬間、体が水分を保持し、体中に移動させる仕組みに対する見解が様変わりした。カメラがさらに明らかにしたのは、筋膜が中空の管状構造をしたスライドするシートからなり、人が飲んだ水を実際に組織まで送っていることだ。

この発見からわかったのは、**筋膜は、体の動きを水分補給につなげるという重要な役割を果たしている**ことだ。曲げる、伸ばす、ひねるなどあらゆる動作がこの水供給システムを活性化させる。筋膜は締めつけては解放するという水を運ぶポンプ機能を備えている。文字どおり水圧ポンプとして機能している！　「水圧」という言葉自体、「水によって起こる動き」という意味を持つ。

これはまったく圧倒されるような大発見だ。筋膜は単なる隙間を埋めるものでも、体の各部分を覆うものでもなく、独立して動く機能的な水分補給システムとして見直された。つまり、半透明でほとんど見えない可動式システムである筋膜は、水輸送の生命線なのだ。今では水の組織や細胞までの道筋を追跡できる。実は水分補給において、水を飲んだあとにすべきなのは体を動かすこと。動くことで水が流れ、組織を通り抜けて細胞に入っていく。まさに文字どおり、水分補給の後半のプロセスだ。水を飲むことで水分補給プロセスが始まり、体を動かすことがそれを完了させる。

## 筋膜という体の灌漑システム

筋膜はまるで奇跡のような役割をいくつもこなしている。その網目は筋肉が骨から、脳が背骨から離れないように支え、眼球を眼窩《がんか》に納めている。さらに、筋膜を体の灌漑システムとする、この驚くべき新しい見解には、もうひとつ意外なことが含まれていた。筋膜は水を輸送するだけでなく、実はそれ自体が水——ゲル水と、体内で最も濃いたんぱく質であるコラーゲン——からできていた。そういったものが一緒になって、柔軟で順応力のある〝体の足場〟を形成しているのだ。それではこういった新発見を見ていこう。筋膜は具体的に何をしているのだろう？

**筋膜は水からできた、水で動く電気系だ。**これまで神経系が体内で唯一の電気送信器だと考えられていたが、今では筋膜も付加的な電荷を送信していることがわかった。しかし、体内の非常に重要な電気系が今ようやく明らかになり、認められるのはいったいなぜだろう。水は電気を通すから、水からできている筋膜も通すのは当然の話だ。それどころか現在では、かなりの速度で電気を通すことがわかっている。平均的な人の体内には47マイル（約76㎞）の長さの神経が走っているが、筋膜はそれよりずっと長い。筋膜は人のあらゆる臓器と管を取り囲み、そこには神経も含まれる。そしてその伝導速度のため、筋膜は体の情報通信を担うファイバー光学システムのような存在になっている。

ロンドンにあるインスティテュート・フォー・サイエンス・イン・ソサイエティの生物物理学者で、ナノ粒子科学者のメイ・ワン・ホー博士は、筋膜の水の微細な結晶内に存在するナノチューブはコラーゲン繊維と並んで配置されていると考えている。さらにこの組み合わせは超伝導のあらゆる基準を満たすと推測している。博士の解釈によれば、ゲル水が電気を生じさせる正確なメカニズムはわかっていないが、体内ではつねに超伝導が生じている。細胞を出入りするこの高速情報サービスは、単純な動きから自己充電しているのだ。すばらしい。この仕組みをスマホに使えないものか！

筋膜はまた音響システムでもあり、振動エネルギーと音響エネルギーを活用している。これは、治癒と活力回復に向けた診断と治療の実現につながる。医師はすでに腱の痛みに超音波療法を利用している。正常で十分な水分を含んだ筋膜なら振動に反応する。ラトガーズ大学（ニュージャージー州）のスンチュル・ジー博士は、水分子の効率が上がる仕組みを見事に単純化した例で理解させてくれる。博士の考えでは、独自の結晶配列を持つゲル水は音叉《おんさ》のように作用する。つまりあらゆる振動波が同期し、レーザー光線のようになり、バラバラになることはない。そして一緒に動き、別の新しい共鳴振動を生じさせる。

アルバート・アインシュタイン博士も、「命あるものはすべて振動である」といっているのだから、水もそうであるはずだ。この振動の同期により、さらに効率よく機能するようになる。電荷をまとめ、増幅させることもできる。「なぜなら、水分子は音の振動と分子環境の変化に極度に敏感だからだ」とジー博士は語る。

一般の人びとにも筋膜に興味を抱いてもらうため、さまざまな分野で数多くの研究者たちが行動を起こし、それは現在もつづいている。ホリスティック医、ダンサー、マッサージ療法士は経験上、筋膜には未知の何かがあると気づいていた。筋膜研究の領域は今もなお手探り状態で、研究者それぞれが自分の研究領域の一部しかわかっていない状態だ。

筋膜にはいまだ不明な点が多いものの、確かなこともある。多くの仕事をこなすために水分を必要とすることだ。筋膜研究はまったく新しく、革命的である一方、筋膜を動かし、その伸縮性を保つ方法は非常に古い。ヨガ、太極拳、気功、そしてもちろんダンスは、100歳を超えても柔軟な体でいられる人気のエクササイズのほんの一部にすぎない。

筋膜の働きを体験するには以下の動きをやってみよう。腕を横にまっすぐ伸ばし、肘を固定し、手のひらを上に向け、指はできるだけ広げる。次に手のひらを下に向けてゆっくり回転させる。空中に親指で円を描くつもりでやってほしい。そのあとどこまで回転させられたか確認しよう。指先から背中の肩甲骨まで、残らず引き伸ばされるのが感じられる。このストレッチで、筋肉や腱、神経よりも大きく動いたのが筋膜だ。親指を突き出せば突き出すほど、体全体をストレッチさせることに気づいてほしい。

筋膜系に注意を払うもうひとつの方法は、一日を通して自分の背筋を確認すること。きちんと座っているだろうか？　それとも猫背になっているだろうか？　**姿勢を正せば、背骨より筋膜を使って体を支えている。**背筋の位置を正しく整えると、水の流れがよくなる。さらに見た目もよくなる！

水分補給と活力は長寿にもつながるが、猫背は体の組織を圧迫し、呼吸を妨げるため、体内の水の流れを制限してしまう。背骨を、折り曲げられたり、押しつぶされたりしたホースのようにすることで、水の流れを遮断したり、肺活量を低下させたりするのはやめよう。目立たないが、呼吸も水分補給源だ。呼吸することで空気中の水蒸気が取り込まれる。猫背は腸管を圧迫することで、これもまた消化機能とその流れに問題を起こす。姿勢が悪いとこういった体の機能ひとつひとつに悪影響を及ぼす。

忘れてはいけないのは、この流れとは水だけでなく、電気でもある点だ。なぜなら、水の流れは電気の流れだから。水とは要するに動くこと。はっきりいえば、動いていない水は生きていない。つまり人も生きていないことになる。これにより、エクササイズや体を動かすことに対する考え方が変わるかもしれない……。**腹筋運動やベンチプレスを延々とつづけるより、たびたび軽いストレッチをしたほうが、健康と幸福に大きな影響を与える**ことを知ったのだから。一日を通してストレッチしたり、体の歪みを戻していれば、それがおおいに実感できるだろう。

## スポーツ医学の世界で注目される筋膜

現代のスポーツ医学も筋膜を正常に戻す方法を確立してきた。私たちが筋膜とその治療法について非常に実用的な情報を探したのは、激しいスポーツの世界だ。

サッカー界の一流理学療法士クラウス・エーダーは傷ついた筋膜を治療している。彼は特殊な超音波検査を行っているとき、筋膜層の間に膜状のゲルが流れていることに気づいた。そこで彼は損傷部で絡み合う層を、時間をかけて、注意深く引き離し、組織の間の元の位置に戻した。するとゲルの膜によって組織がふたたび自由にスライドできるようになるため、選手がピッチに復帰するまでの時間を短縮できる。エーダーは筋膜系の理解を促すため、こう説明している。「**損傷した筋膜は、熱湯で洗われ、伸縮性を失ったセーターのようなものだ**」

筋膜が絡み合ったり、硬くなったりすると、さらに損傷しやすくなり、その部分には栄養素、血液、酸素が届きにくくなる。水分補給こそがスポーツ損傷に対する第1の治療だ。アスリートはアイスパックだけでなく、水の入ったコップにも手を伸ばすべきなのだろう。

## 筋膜は浮遊する構造物

伸縮するラップのような薄い筋膜鞘《しょう》があらゆる筋肉線維を覆っているが、そのうえ筋膜は生体力学的にも生命を支えている。筋膜関連分野の先駆者トーマス・マイヤーズはこれを、「テンセグリティ」というすばらしい言葉で表現する。この言葉は伝説的な建築家でエンジニアでもあったバックミンスター・フラーが考えた造語だ。フラーはバランスの取れたケーブルを使用した建築構造の強度のことをテンセグリティと呼んだ。マイヤーズは筋膜を橋のケーブルにたとえることで、この概念を人体に当てはめている。「正常な健康状態では、筋膜はゆったりと波打った構造をしている。なんの制限もなく伸びたり、動いたりできる。しかし身体的あるいは精神的外傷を受けたり、瘢痕《はんこん》が残ったり、炎症が起きたりすると、筋膜は柔軟性を失う。こわばり、動きが制限され、体の他の部分に緊張を生じさせる」

彼のくわしい説明によれば、自動車事故や手術などの重い外傷から、悪い姿勢や部分的な酷使などの軽い負傷まで、どんなものでも体にその悪影響が蓄積し、筋膜系では特にそれが顕著に起こる。外傷が起こす筋膜系の変化は、体の快適さと機能に影響を及ぼす。損傷を受けると筋膜の動きが制限されるため、体の動作、柔軟性、安定性が妨げられ、痛みや頭痛といった無数の症状を起こす可能性もある。そのため筋膜の治療の第1段階として、理学療法や検査と共に水分補給も行うべきだ。水分を取れば、筋膜の柔軟性がよみがえる。

## 筋膜は、自律神経と結びついた体のGPS

もうひとつの輝かしい発見は、ドイツの先駆者ロバート・シュレイップ博士による、**筋膜には受容体と神経終末が集中している**というものだ。ここは体内でも空間受容体の密度が最も高い場所だ。こういった感知器あるいは受容体は組織が伸びると興奮し、体が空間のどこにあるのかを脳と体に記録させる。筋膜と自律神経系は深く結びついているらしい。人の自己受容感覚はいわば体内のGPSで、人を空間内に適応した三次元の存在にする。ここで人の空間認識は水分補給レベルによって決まると想像してほしい。

無様に転倒したことがあるだろうか？　筋肉はその情報を最後に受け取る。最初に認識するのは筋膜の受容体系だ。しかしこの敏感な系統が脱水状態になると、空間知覚と平衡感覚が低下する。それこそ筋膜が十分に水分補給されていることが、ひどい転倒を避けたい高齢者はもちろん、スポーツで最高のパフォーマンスをしたい若者にとっても重要なことである理由だ。

筋膜系の役割を例を挙げて説明しよう。空間知覚が不十分な幼い子どもたちを訓練するため、作業療法士はぴったりと体に合うベストを着せる。すると子どもたちは自分の体がどこにあるのかを感じ取れるようになる。これで筋膜の役割が理解できるだろう。療法士は布製ベストの感触と圧迫によって筋膜の受容体を刺激し、興奮を起こしているのだ。

このベスト療法は別の接触刺激療法を思い出させる。ドライ・ブラッシングは主にその剥離効果で知られ、皮膚刺激とリンパ排液により血液循環を促す。ドライ・ブラッシングにはたしかにそういった効果があることに加え、また別の３つの点で筋膜を助けることができる。皮膚の下で起きているドライ・ブラッシングの効果について考えてみてほしい。第１にさまざまな種類の受容体と神経終末を刺激する。第２に剛毛の先端が圧を加え、それは浅い鍼《はり》治療と似ていなくもない。第３に乾燥したブラシで乾燥した皮膚を擦ることで、筋膜ネットワーク中の水分の流れを促す。このように３つの効果があるが、目的はひとつだ。

### ・ドライ・ブラッシングのやり方

ドラッグストアや健康食品店に行けば、天然毛のドライ・ボディブラシが手に入る。やり方としては、手足は長いストロークで行い、足の付け根やわきの下にあるリンパ節の方向に水分の流れを促す。次にお尻、胴、背中をブラッシングするが、必ず心臓方向に上向きに行うこと。その際に体を曲げたり、伸ばしたりすれば、効果的な筋膜ストレッチにもなる。
ドライ・ブラッシングには他にも簡単なセルフマッサージがある。古代インドと中国から伝わるセルフマッサージ法については、第7章で説明する。

## ドクター・ダナの症例研究

同僚の物理療法医から30歳のジェフリーを診てほしいと頼まれた。彼の患者だったジェフリーは足の問題を抱え、特に足底筋膜炎の痛みが強かった。彼は運動療法を行い、靴に合わせた矯正器具を使っていたが、2ヵ月経っても足の痛みはわずかによくなっただけだった。かなり肥満していたため、同僚はそれが原因かもしれないと考えていた。

ジェフリーが診察にくると、それまでの病歴について話し合った。

「僕はずっと肥満気味でした――子ども時代も。150kgの時期もありましたが、今は113kgです。炭水化物を減らしたおかげです。でもここ数ヵ月は体重が減りません。もっと運動したいのに、足が……」

さらに話を聞いていると、これまでに2度、脱水症のために失神したことがあるという。私は血液検査を行い、結果を待つ間にクエンチプログラムを薦めた。彼が少しためらったのは、自分に効果があるのは厳しい糖質制限食だけだという思い込みだ。果物や根菜類さえ炭水化物が含まれているからと、食べるのを恐れていた。そこで私は体によい炭水化物もあるから大丈夫だと請け合い、本書の内容と同じような健康的な食事計画について話した。

2週間後の診察では体重が2・7kg減り、運動量も増やしていた。足の調子がよくなったからだ。半年後には99kgとなり、定期的に運動し、食事はホールフーズダイエット。文字どおり、根っこや皮も丸ごと食べる食事法だ。そしてクエンチプログラムのルールはきちんと守っている。足底筋膜炎は消えた。今では起床直後に大きなグラスに水と海塩とレモン汁を入れて飲み、毎食前にグラス1杯の水を飲み、一日に2杯のスムージーを飲んでいる。

## 鍼治療のツボは神経受容体と一致していた!

鍼《はり》治療は長い間、疼痛《とうつう》管理に利用されてきた。筋膜に関する新しい発見は、この伝統治療の理論を裏づけている。最近の研究で立証されたのは、神経伝達物質受容体は筋膜に均等に分布しているのではなく、管やチャネルに集中していることだ。バーモント大学の神経学者ヘレン・ランゲビンの発見によれば、筋膜の受容体が集中する点の80%が、鍼治療の経絡《けいらく》を描いた古代の図と重なっていた。この重なった部分には活動中の受容体と神経終末が密集している。さらにすばらしいことに、博士のチームは、鍼治療の鍼に筋膜が反応する様子をビデオに収めることに成功した。鍼を刺すとその先端周囲に筋膜が密集し、コラーゲン繊維の結びつき、あるいは密度を高めたのだ。これが意味するところはもう解明されているだろうか？　いいえ。しかし私たちの推測では、ここに鍼治療が痛みを和らげる理由がある。まさに新たな世界の幕開けであり、その研究が東洋医学の効果のさらなる理解につながるかもしれない。

## 筋膜は本当におもしろい

筋膜にはいまだ不明な点が多いものの、確かなこともある。仕事をするために水分を必要とすることだ。筋膜研究はまったく新しいものだが、筋膜を動かし、その伸縮性を保つ方法はかなり古い。ヨガ、太極拳、気功、そしてもちろんダンスは、寿命を延ばすだけでなく、体を柔軟にする人気のエクササイズの一部にすぎない。

自分の体は筋膜だらけだと知ったことで、あなたの感じ方が変わるだろうか？　そうであることを願い、自分で筋膜を活性化する方法を教えよう。私たちは筋膜について調べ、書いている間に、自分の体の感じ方が変わった。ひとつには、少し体を動かしたり、ストレッチしたりするための休憩を取らないまま、コンピュータの前に長時間座りつづけることをしなくなった。そして自分の中で生きている筋膜系は、その存在に注意を向け、体に短い休憩を与えるという簡単なことで活気を取り戻すことに気づいた。それをチャージブレイク（充電休憩）と呼ぼう。そうすることで筋膜と体はお返しとして、水分を力強く動かし、エネルギーを高めてくれる。自分の体の中に新しい灌漑システムが見つかるとは、なんとおもしろいことだろう。

# 第4章 細胞を潤すための「動き」——マイクロムーブメントの科学

水は万物の原動力。

——レオナルド・ダ・ヴィンチ

意外なことを教えよう。**それは体を動かすことが水分補給につながること。**

多くの人が、「エクササイズは脱水状態を起こす」と思っているだろう。それもあり得ることだが、同時に体を動かすことは適切な水分補給に欠かせない。

エクササイズや体を動かすことは健康にとって大切なこと。それが何百もの研究によって証明されたことはすでに知られており、もう目新しい話ではない。しかし私たちが伝える画期的なニュースは、体を動かすことの大切な役割は、もっと基本的なものであること——それは水分を細胞レベルまで届けることだ。私たちが調べたところ、それほど多くの動きが求められているわけではない。ほんのわずかな単純な動きが体のあらゆる部分へ水を送る。体を動かすことは、水分補給の後半のプロセス。体を動かさなくては、水をずっと先にある筋膜、最終的には細胞まで運ぶことができない。

２０１６年、あるひとつのことのみに着目し、1万２７７６名の英国人女性を厳密に追跡調査した大規模な研究が発表された。それは貧乏揺すりが長寿に関連するかどうかというもの。結局、関連していた。**貧乏揺すりをあまりせず、一日7時間以上座っていた女性は、全死因死亡率が43％も増加していた**のだ。貧乏揺すりの程度が中くらいの女性、高い女性と比較してみよう。こういった女性は、一日7時間以上座っていても死亡率は上がらなかった。この結果から、体を動かすことが健康につながることがわかる——たとえわずかな動きであっても。たとえ座っていても。たとえそれが貧乏揺すりであっても。

また別の奇抜な研究がこの情報を解明している。２０１６年、「アメリカン・ジャーナル・オブ・フィジオロジー」で報告されたのは、11名の若い男性を対象に、3時間静かに座らせ、片足だけ貧乏揺すりさせた実験だ。研究のためなら、人間はいったいどこまでやるのだろう！　ところが結果はかなり面食らうものだった。4分ごとに貧乏揺すりを1分間行うとその脚の血流はよくなったが、反対の脚の血管の硬さが基準より増したのだ。著者たちは、「貧乏揺すりという単純な動きには、長時間座ることの悪影響を防ぐ十分な効果がある」と結論づけている。このように彼らは、長時間動かないことの悪影響が、わずかな動きによって避けられることを独自に証明してみせたのである。

## 細胞は動きを感知する

この章の最重要ポイントは、**体の動きが細胞の機能を刺激する**ことだ。人の細胞は文字どおり「動き感知器」だ。人は自分自身のエンジンであり、動くことで自分自身に点火するよう設計されている。どんな動きでもよい。動いていなければ、細胞は高い機能を発揮できない。水分も電気も十分に補給されないからだ。しかし動きの種類も重要だ――マラソンを始めろ、何時間もつづけてジムで運動しろといっているのではない。ほんのわずかな単純な動きにより、水と電荷を体のあらゆる部分に流すことができる。クエンチプログラムによって、それがどんなに簡単なことかを説明しよう。

体の動きと水分補給はどんな仕組みになっているのだろう？　話は皮膚の下にある驚くべきネットワーク、筋膜に戻る。人が動くと、筋肉、筋膜、皮膚が滑車のように働き、骨格構造全体を伸ばすと同時に、水分を組織内の深くまで流し込み、体細胞を圧迫して機能させる。

首をかしげたり、わずかに肩を上げたり、大股で歩いたりといった、大小にかかわらずどんな動きも組織を伸ばし、電気を生じさせる。これは単純な機械的応力による自然の原理であり、科学的にはこのプロセスを「ピエゾ電気」あるいは「圧電気」と呼んでいる。圧電性の動きは水分を組織内部まで染み込ませ、細胞を充電する。この動きは大きいもの、持続的なものである必要はない。細胞は非常に小さいため、非常に小さな動きも細胞にとっては大きな動きとなるからだ。

1880年、ピエールとジャック・キュリー兄弟が圧電効果を確認し、機械的応力をかけると電圧が生じることを明らかにした。今日、研究者たちは同じ原理が細胞レベル、分子レベルに至るあらゆるところで当てはまることを確認している。イェール大学（コネチカット州）の研究者たちは「セルラー・ニューロサイエンス・ニューロデジェネレーション・アンド・リペア」誌で、細胞内部には圧電性を持つたんぱく質がすでに存在することを明らかにした。このたんぱく質は動きや伸びを感じ取り、小さな動きが細胞内部の多くの機能を活性化させる。

## 圧迫することで電気が生じる

水晶を指で強くつまむだけで電気が生じることを知っていただろうか？　これはコンピュータのタッチスクリーンの仕組みとほぼ同じだ。タッチスクリーンは液晶からできている。ゲル水内で発見されたものとまったく同じ液晶構造が圧力に反応するのだ。

## 「運動」ではなく「動き」を取り入れる

毎日、同じように、同じ習慣で動いているなら、おそらくあなたの体の半分は不活発な状態だ。人間は本来、三次元の生き物だ。しかし体を動かせば新しい経路が作られ、それが筋膜を伸ばし、細胞を座ってばかりいる不活発で動きの少ない生活から抜け出させてくれる。筋肉痛の最良の治療法は安静だと考えがちだが、それは保護本能にすぎない。実は少しずつ優しく動かし、痛む部位を伸ばすことで治癒が早まる。

体がだるいだろうか? 活力不足に悩んでいても、おそらくあなたが悪いのではない。性格上の欠点でもない。怠け者でもない。原因はむしろ現代文化のせいで体を動かさなくなったこと——それがあらゆる人から活力を奪っている。それは学校で机の前に座らされる子ども時代に始まり、成人したあとも大多数の人が毎日8時間以上、パソコンと椅子と車につなぎ留められる。動いていなければ、自分に活力を供給していない。そうあるべきほど動いていないのは、あなたの落ち度ではない。しかし、あなたは自分の中に潜んでいる生命力と活力にきっと気づける。さらにどんな職場にいても、何歳であっても、日常にほんの少し動きを取り戻し、細胞に十分な水分補給をすることで、生活に活力を取り戻す方法がきっとある。

**細胞を活性化させるために、立ち上がり、マラソンを走る必要はない。**マイクロムーブメントを利用すればよい。ここで「運動」という言葉は使わず、「動き」といっていることに注意してほしい。それには理由がある。動きとそれが生じさせるエネルギーにより、定期的な運動が目指す最終目標まで進めるかもしれない。しかし、それはここではくわしく説明しない。あなたがすでにエクササイズマニアだとしても、体のあらゆる方向に向けたマイクロムーブメントで柔軟性を維持するのはやはり大切なことだ。ここで焦点を合わせるのは、マイクロムーブメントが細胞に与えるエネルギーは水分供給からもたらされているという新しい知識だ。

コンピュータは使用されないと「スリープ状態」になるが、体が一日中そうならないようにすることができる。マイクロムーブメントは、細胞と体を一日の終わりまで効率よく「オン」にしておくための対策だ。

## 小さな動きが大きな動きにつながる

私たちは、マラソンや運動が悪いといっているわけではない。この章の目的は、水分のエネルギー供給力を利用し、ほんのわずかな動きも細胞の活性化につなげることだ。運動が身体面、精神面に与えるメリットについて書いた本は多数ある。

運動できない、あるいはしない人たちも、このわずかなマイクロムーブメントをきっかけに、本格的な運動を始めるかもしれない。小さな動きだけで大きなものを手に入れる……まさにその名のとおり、マイクロムーブメントは体をよりよく機能させるための「小さな動き」だ――無意識の貧乏揺すりでさえ効果がある。しかしマイクロムーブメントをしっかり行えば、もっと多くのエネルギーが得られる。

## 体に水を流し入れ、細胞の老廃物を流し出す

クエンチプログラムでは意図的に体をくまなく動かすために、標的を定めた小さな動きを効果

的にまとめたものを伝える。私たちが考案したマイクロムーブメントは、あの貧乏揺すりに関する調査を基にしたものだ。あの新発見により、小さな動きが持つ力が裏づけられた。しかしクエンチプログラムはそれだけでは終わらない。立体的な感覚、前面と背面も考慮するため、使われない組織が凝ったり、不活発な状態になったり、コンピュータのようにスリープ状態になったりすることはない。

具体的には、たびたび後ろを見たり、肩、足首、腰を回したり、もちろん目もぐるりと回したりと、体を回転させることで水分をさらに流し入れる。

いったんマイクロムーブメントの考え方を理解すれば、体のこわばった部分を探し、そこに的を絞って動かしたくなる。当然、自分に合ったマイクロムーブメントを考え出すだろう。理解したなら、ベッド、椅子、車、あるいは行列の中でも、どこでも体を動かせる。動きが小さく、人目につかないからだ。きっとあっという間に気分がよくなり、マイクロムーブメントが大好きになるだろう。

さらにこのマイクロムーブメントは、細胞老廃物でいっぱいの古い体液の排出機能を促す。**「体がどうも動きにくい」というのは、十分に使わないせいで細胞老廃物が蓄積し、炎症を起こすからだ。**体のあらゆる組織で水を出し入れする流れを起こし、柔軟性と健康を保つことができるように、体をあらゆる方向に向け、あらゆる動きを試したくなるだろう。

これまでは細胞内に水分を流し入れることに重点を置いてきた。ここでは、細胞から、実際にはあらゆる組織から、老廃物を流し出す水の力に焦点を合わせたい。正確にいえば、**水分補給に**

**は入れることだけでなく、出すことも含まれる。**

体内の清掃部門であるリンパ系の働きは、完全に体の動きに頼っている。一日の間に小さな動きをほとんどしていなければ、老廃物をため込みつつある。体内では沈殿物の渋滞が起こり、体は人が動くことを期待している。この自然プロセスに従わなければ、老廃物はゆっくりと組織に炎症を起こし、効率のよい機能を妨害し、老化を早めてしまうだろう。そのために私たちが薦める特別な対策が「ひねり」だ。この章の最後に、どこでもできるマイクロムーブメントの全身向けガイドを載せる。

## 体をひねるだけで老廃物が処理できる！

腕や脚であれ、首や背骨であれ、**ひねる動きをすれば、老廃物の処理を超高効率で行うことができる。**

濡れたふきんから余分な水を絞り出すようなひねりを想像してほしい。伝統的な太極拳やヨガ、その他ダンスのような運動でよく見られる、ひねり、あるいは螺旋《らせん》状の動きは、背骨を回し、優れた螺旋状の圧迫をもたらす。そしてひねりを戻したとき、酸素と栄養素でいっぱいの新鮮な水分が流れ込んでくる。要するにひねりは効果の高い炎症対策なのだ。

## デスクでできるマイクロムーブメント

一日の中で疲労を感じる時間を撃退することもできる。たとえば、携帯電話で話しながら、数回、顎を肩の方へ向けたり、足首を回したりできるだろう。「苦労なくして得るものなし」が典型的なモットーである有酸素運動とは異なり、ひねりによるマイクロムーブメントはほんのわずかな努力で大きな効果が得られる。あの貧乏揺すりの研究を忘れないでほしい。

そして何よりすばらしいのは、マイクロムーブメントはいつでもどこでも行えることだ。車をバックさせて私道から出るとき以外、後ろを向くことはどれくらいあるだろう？　今すぐ試してみよう。ゆっくりと無理のない範囲で、顎と肩が直線上にくるようにすること——その単純な動きが背中にある筋肉群全体を活性化させることに気づいてほしい。普段使わない筋肉が擦れ合うからだ。運転中や電話中などの時間を活用してマイクロムーブメントを行おう——癖となった悪い姿勢はやがて体をこわばらせ、柔軟性と可動性を奪うが、マイクロムーブメントを行うことで悪い姿勢から抜け出すことができる。

首と肩を絶え間なく緊張させているなら（つねに画面とキーボードの上に前かがみになっていれば、きっとそうだろう）、こういった単純な動きが体を回復させてくれる。**病院へ行くことなく、一日中、自分で理学療法をしていると考えよう。**これは年中、スマホでメールを打っている人たちにも役立つ。

日常生活の運動は、世界の健康で長寿な人が多く住む地域「ブルーゾーン」で確認された９つの習慣リストに最初に挙げられているものだ。サルディーニャ島（イタリア）、沖縄（日本）、イカリア島（ギリシャ）、ロマリンダ（米国）、ニコヤ半島（コスタリカ）といったブルーゾーンの高齢者たちは、長い距離を歩き、畑を耕し、あらゆる年齢層の家族と共に漁に出たり、庭の世話をしたりしている。こんな高齢者になりたいものだ。自立し、生き生きとし、しなやかで、人生をユーモアを持って受け止め、今なお誰かの世話ができる人。これ以上の人生の終え方があるだろうか？

体にはこれまで試したことのない動きが無限にあり、細胞をわずかに上下させたり、押したり、締めつけたりすればいつでも喜んで反応する。水分補給と、体の動きによって細胞内に運ばれた水が、人をこれほど元気に長生きさせるとは驚きだ。水は、これまでも、これからも、つねに若さの源泉なのだ。

## マイクロムーブメントと記憶を組み合わせる

『脳は奇跡を起こす』という画期的な本を書いたコロンビア大学（ニューヨーク州）精神分析研究センターのノーマン・ドイジ医師が明らかにしたのは、複数のニューロンが同時に発火すると、動きと記憶が同時に活性化されるときのように、その間には強いつながりが生まれるということだ。

自分自身にたずねてみよう。最後に本当に気分がよいと感じたのはいつだろう？　健康で生き生きしていると感じたのは？　気力がみなぎっていると感じたのは？　それはどんな状況だったのだろう？　そのとき、今より活動的だったかどうか、思い出せるだろうか？　そのイメージを保ったまま、一日中、小さな動きを繰り返すことでその体の感覚を蘇らせることができるかどうか確かめてほしい。誰でも行える非常に単純なマイクロムーブメントを活用し、問題なく動けていた幸せな瞬間の記憶と組み合わせよう。貧乏揺すりと幸せな記憶との組み合わせはすばらしいもので、脳細胞を発火させ、体の動きと同調させる。

タッピング・ソリューションについて聞いたことがあるだろうか？　タップダンスのことではない。ポジティブなアファメーション（肯定表現）をつぶやきながら、顔や頭、体にあるツボを軽く叩くことで、痛みやトラウマから解放されるものだ。退役軍人にこの方法を採用したところ、たいてい10回未満のセッションにより、心的外傷後ストレス障害（ＰＴＳＤ）からの回復が促された。文献によれば回復率は69％と、どの医療的介入より高い。

## ドクター・ダナの症例研究

53歳の雑誌編集者パトリシアは、仕事で時折、飛行機を利用していた。最近、ロンドンからの飛行機を降りたあと、足がひどくむくんでいることに気づいた。靴がきつく、足首とふくらはぎが重い――その不快な感覚を取り除こうと診察を受けにきた。私はそれは深刻なものではないが浮腫を起こしている、体の組織に余分な水分が溜まったのだと伝え、安心させた。浮腫の大きな原因として脱水症がある――すでに読んだように、飛行機による移動は脱水症の大きな誘因となる(飛行機と脱水症に関するアドバイスは、「序章」の「フライト中にひどく喉が渇く理由」参照)。

私はパトリシアに水分補給についていくつかアドバイスを与え、よく知られている骨盤傾斜運動などむくみに効く単純な動きをいくつか処方した。パトリシアには即座に効果が表れた。数日後、メールでこう伝えてきた。「信じられません! また足首が見えるようになりました!」

彼女は毎日、体を動かすだけで、またたく間にむくみが消えたことに驚嘆していた。

ここで下肢の循環を促す骨盤傾斜運動の動きを説明しよう。

仰向けに寝たら、膝を曲げ、足の裏を床にしっかりつける。手のひらも床につけたら、臀《でん》部《ぶ》を上げ下げする――たったこれだけだ。

5回を1セットとし、3セット行う。骨盤傾斜運動はベッド上でも行うことができ、朝のマイクロムーブメントに加えることもできる。

## 年齢と病気から距離をおく

「70歳にして若返った男」として知られるサンフォード・ベネットが人生を変えようと決意した

のは、慢性疾患のためにほとんど寝たきりになってからのことだ。50代になるまでに全快した彼は、１９０７年には自分の身に起こった変化を綴った『Exercising in Bed（ベッドでエクササイズ）』という本を出版した。私たちのマイクロムーブメントの一部はその本からヒントを得た。自分の老化が速いのは体の組織内に老廃物が蓄積しているからだと信じたベネットは、筋肉にひねりを加えたり、収縮、弛緩させたりすれば、血液系から老廃物を排出できると考えた。ベネットの考え方は細かい部分が曖昧だったが、原理は間違っておらず、彼の体がそれを証明している。70歳になるまで、彼の外見はずっと若い男性のようだった。彼は、ひねり運動はベッド上で行っても大きな効果があることを示す非常によい例だ。

エクササイズのすばらしい先駆者といえば、ジョセフ・ピラティスもいる。くる病や喘息など多くの病気に苦しみながら育った彼は、病気と闘うためにエクササイズと筋力増強を始めた。第一次世界大戦中の捕虜収容所で、衰弱が激しくベッドから起きられない兵士たちを目にした彼は、ベッドのスプリングを利用した単純な滑車を考案した。さらに狭い範囲を対象にした動きを教え、そういった動きは身体面の健康と士気と知力を高めるために不可欠だと説いた。

今日、ピラティスメソッドは退役軍人を回復させるためだけでなく、体の引き締まった郊外のママたちにも利用されているようだが、きっかけはなんであれ、何百万人ものファンたちの健康維持に役立ちつづけている。また、現在、進歩的な病院の中にはピラティスを採用するところもあり、ピラティスが誕生した場所へ戻りつつあるのは、意外な成り行きだが喜ばしいことだ。

## マイクロムーブメントを毎日の習慣にする

動きは水分補給のあらゆるプラス効果を高める。

筋肉のこわばりもむくみも痛みもなく、ベッドから勢いよく起き上がる自分自身を想像してほしい。デスクから軽快に立ち上がる自分、子どもを楽々と抱き上げる自分、車をバックさせるとき苦もなく振り返る自分を心に描いてみよう。水分補給に正しい動きを組み合わせれば、それが現実になる。

本書の後半では、あなたの感じ方そのものを変える——老化を遅らせ、活力を高める——5日間クエンチプランの具体的な動きを教える。ここで伝える日々のボディマップでは、5日間クエンチプランでは省略したが、生涯つづけられる単純だが包括的な体の動きを説明する。

エクササイズはふたつの日課に分けられ、午前中に行うものは上半身、午後に行うものは下半身を対象としている。

### 午前——上半身のマイクロムーブメント

まず立位あるいは座位で、顎を下げ、胸につけることを3回行う。両肩から首まで軽く引かれるのを感じること。

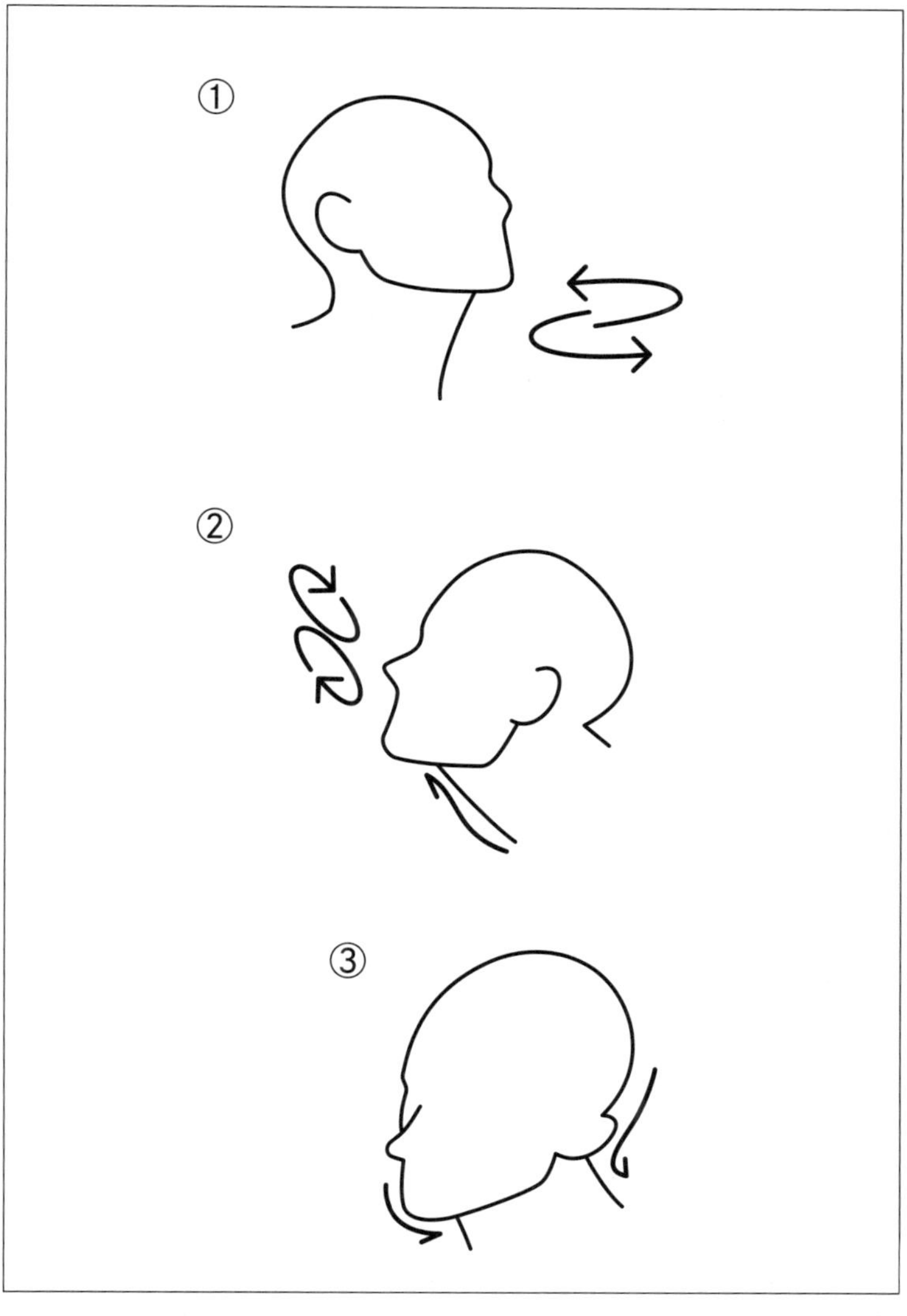
①
②
③

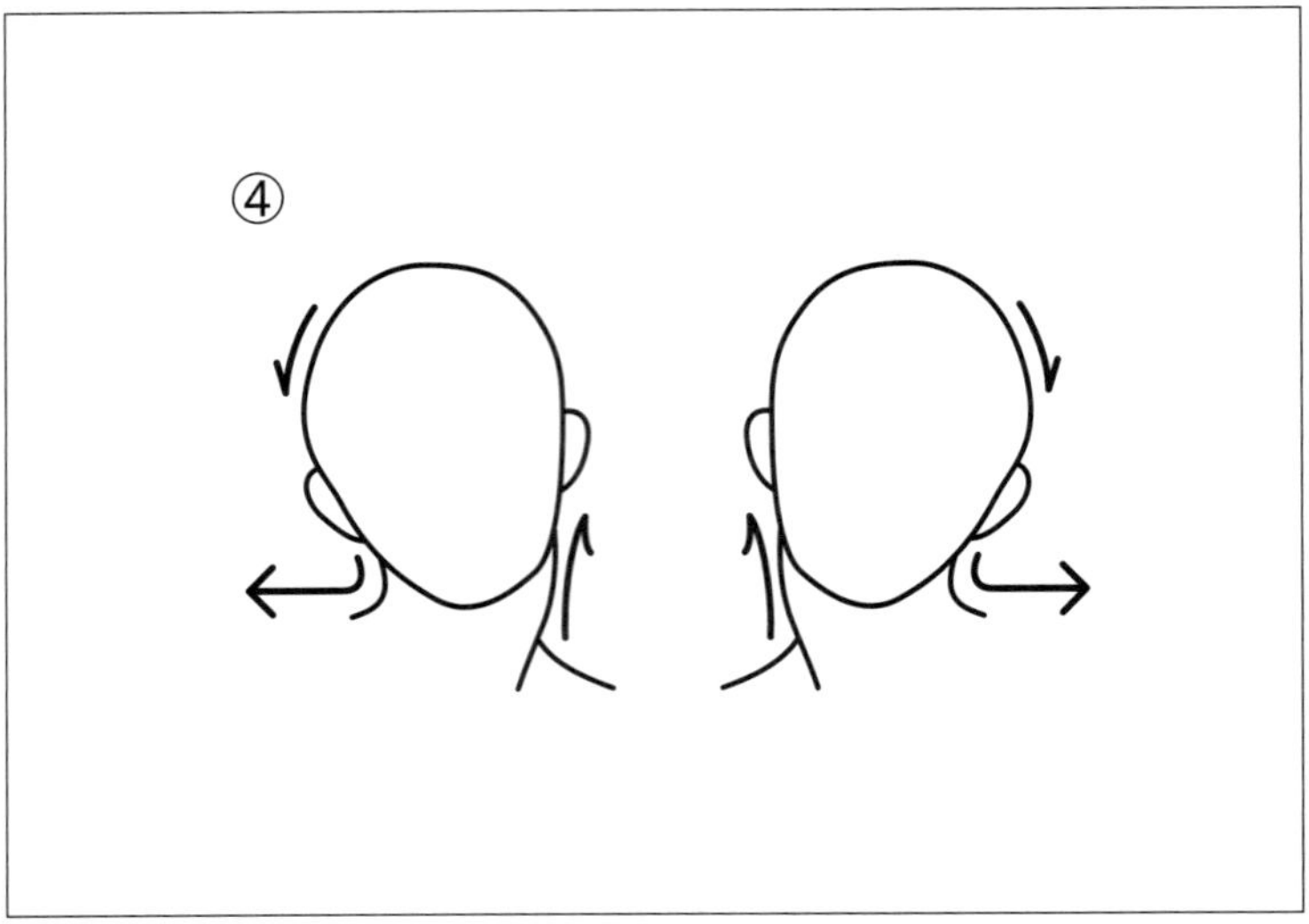


次に顎で宙に円を描く。小さな円から始め、徐々に大きく、ゆったりしたものにしていく。（131ページ図①）

顎で宙に8の字を描く。鼻でもやってみよう。慣れてきたら、顎と鼻を交互に行う。（131ページ図②）

耳を肩の方に数回、近づける。無理のない範囲でできるだけ近づければよい。実際に耳で肩に触れる必要はなく、両方の間にあるあらゆる筋肉を活性化しようとすればよい。（131ページ図③）

片方あるいは両方の肩を上げる、下げるなど、別の姿勢もやってみよう。顎を肩の方に回し、上を見たり、下を見たりする。反対の肩でも繰り返す。（図④）

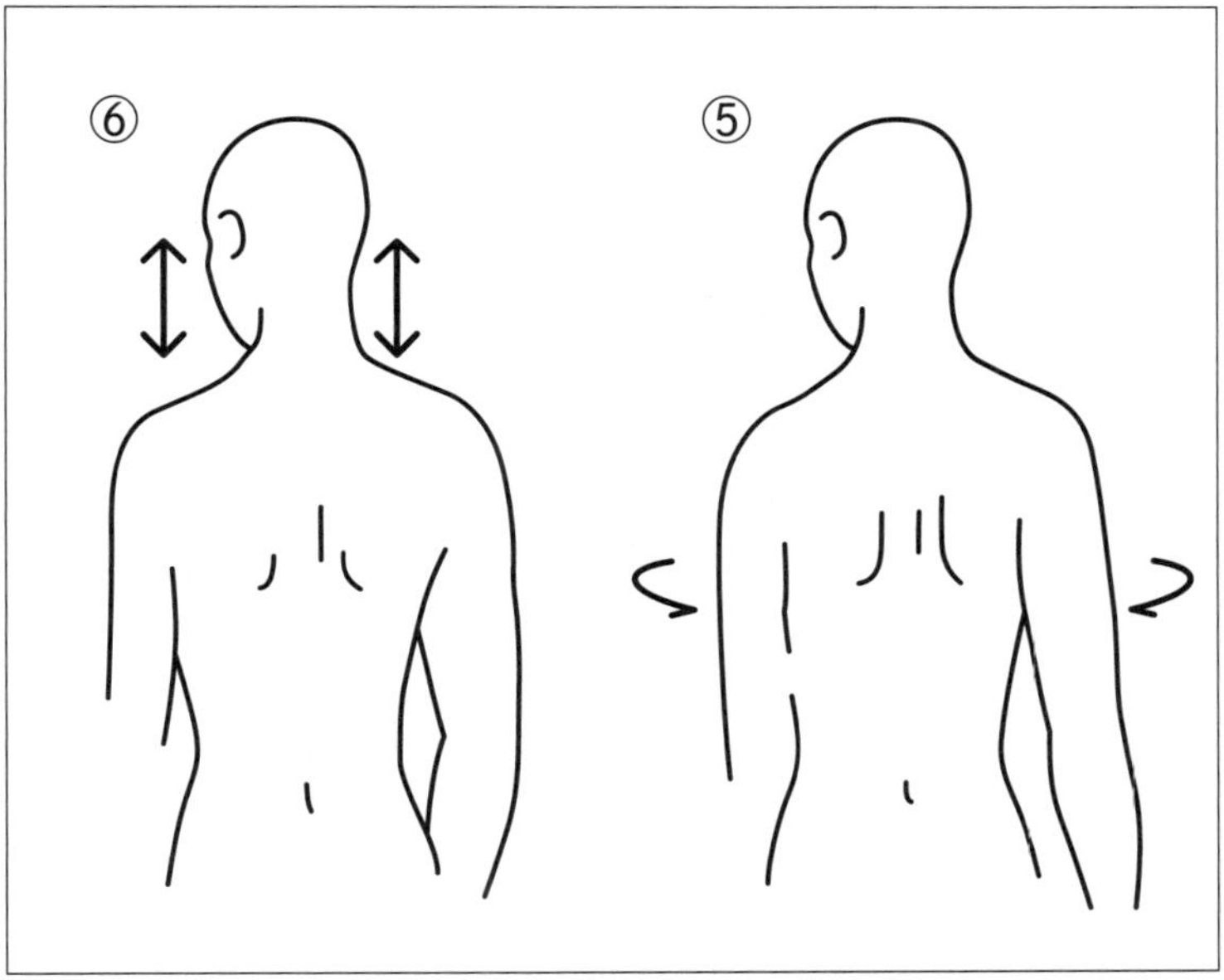


腕を曲げた状態で肘を背後で合わせるように動かし、肩甲骨に2〜3回、圧迫を感じるまで行う。さらに進めたければ、肘を背後に動かした状態で顎を上げる。穏やかに無理のない範囲で行うこと。（図⑤）

顎を胸に向けて下げ、息を吐いたら、両肩が耳につくようにぎゅっと上げる。その後、すばやく両肩を落とす。（図⑥）

これで上半身が終了！　午後は下半身に取り組む。

**午後——下半身のマイクロムーブメント**

立位あるいは座位で、股関節を前に向けた状態で胴を左にひねり、無理のない

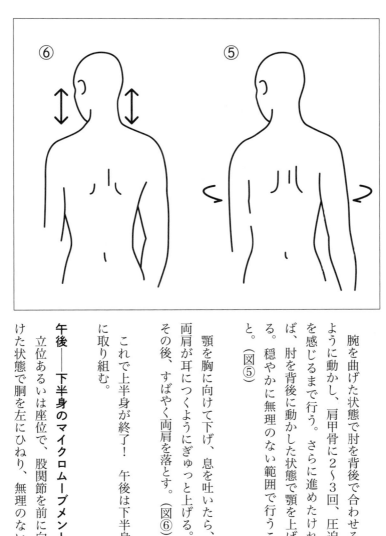

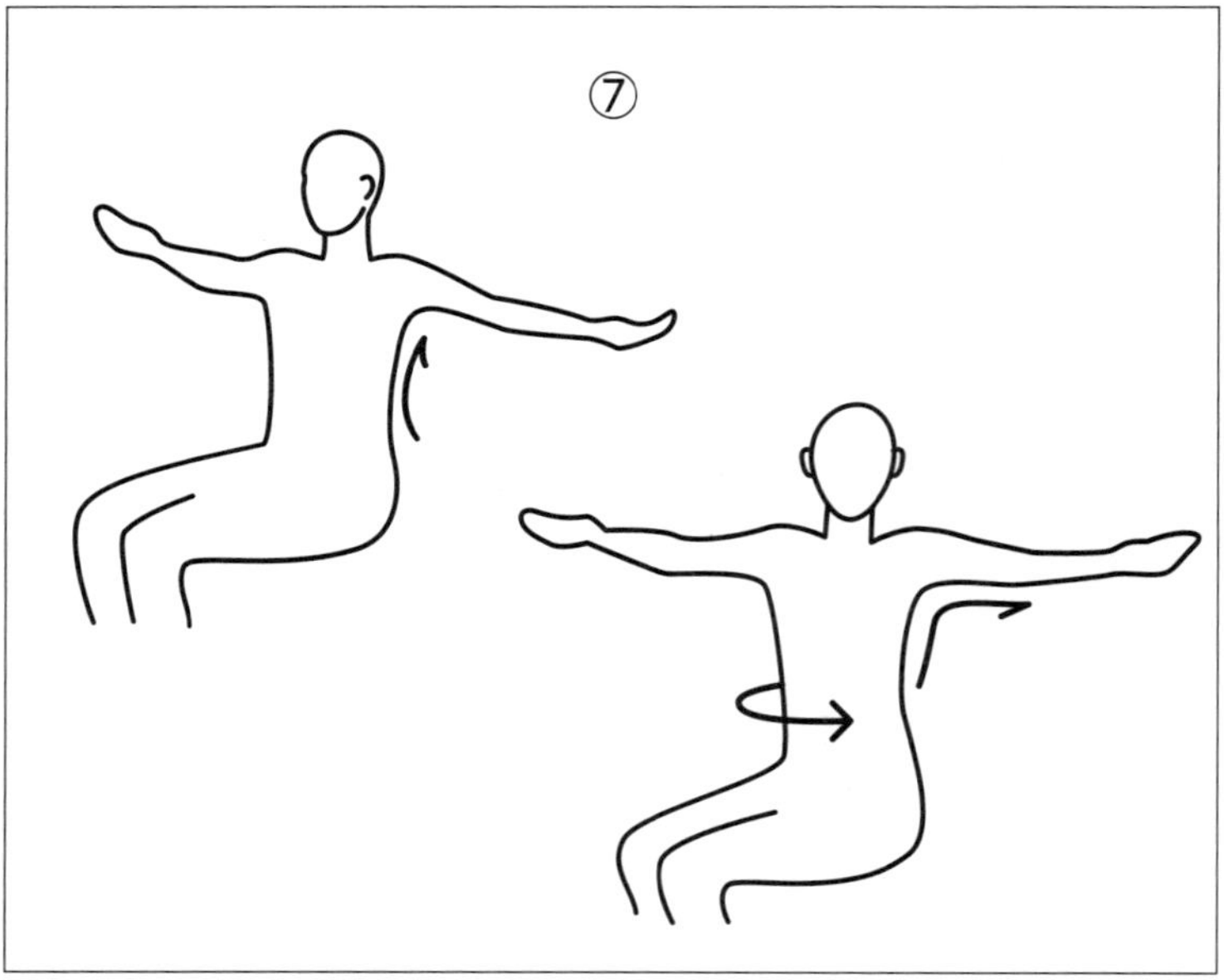


範囲で両肩が股関節と垂直になるようにする。デスクやテーブルの端を押すことで、さらにもう少しひねってもよい。次に反対側で行う——股関節を前に向けた状態で胴を右にひねり、両肩が股関節と垂直になるようにする。椅子の背もたれ、ドアフレームなどをつかみ、支えとしてもよい。（図⑦）

戸口に立ち、手を頭上に挙げ、ドアフレームをつかむ。脇の下が引っ張られるまで、体を前方、後方にひねる。これは女性に特に効果のある動きで、乳房領域の老廃物を排出し、循環を改善する。（図⑧）

椅子に座り、両手を椅子の両側に垂らし、座面の下をつかみ、胴を真っすぐ伸

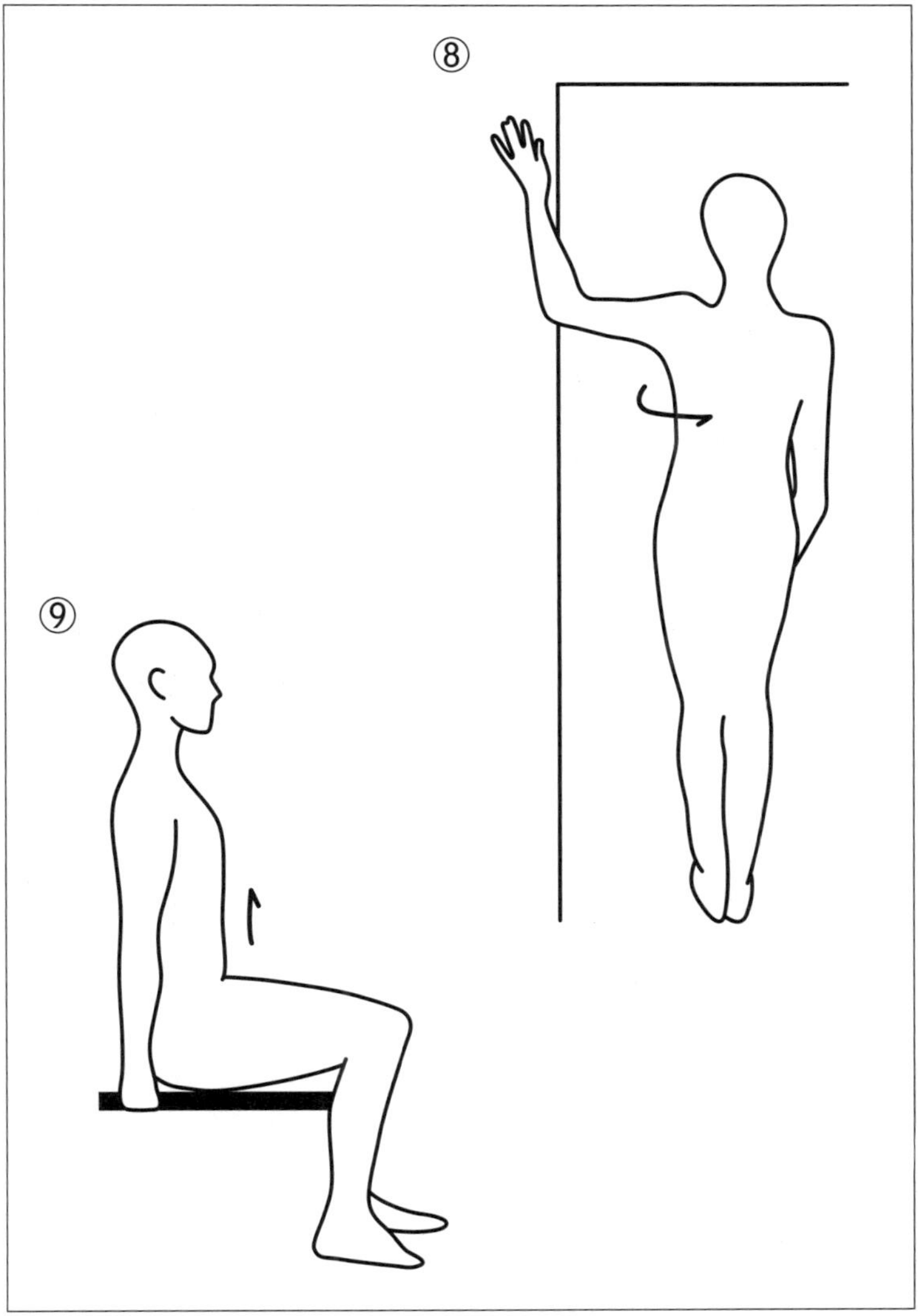
⑧
⑨

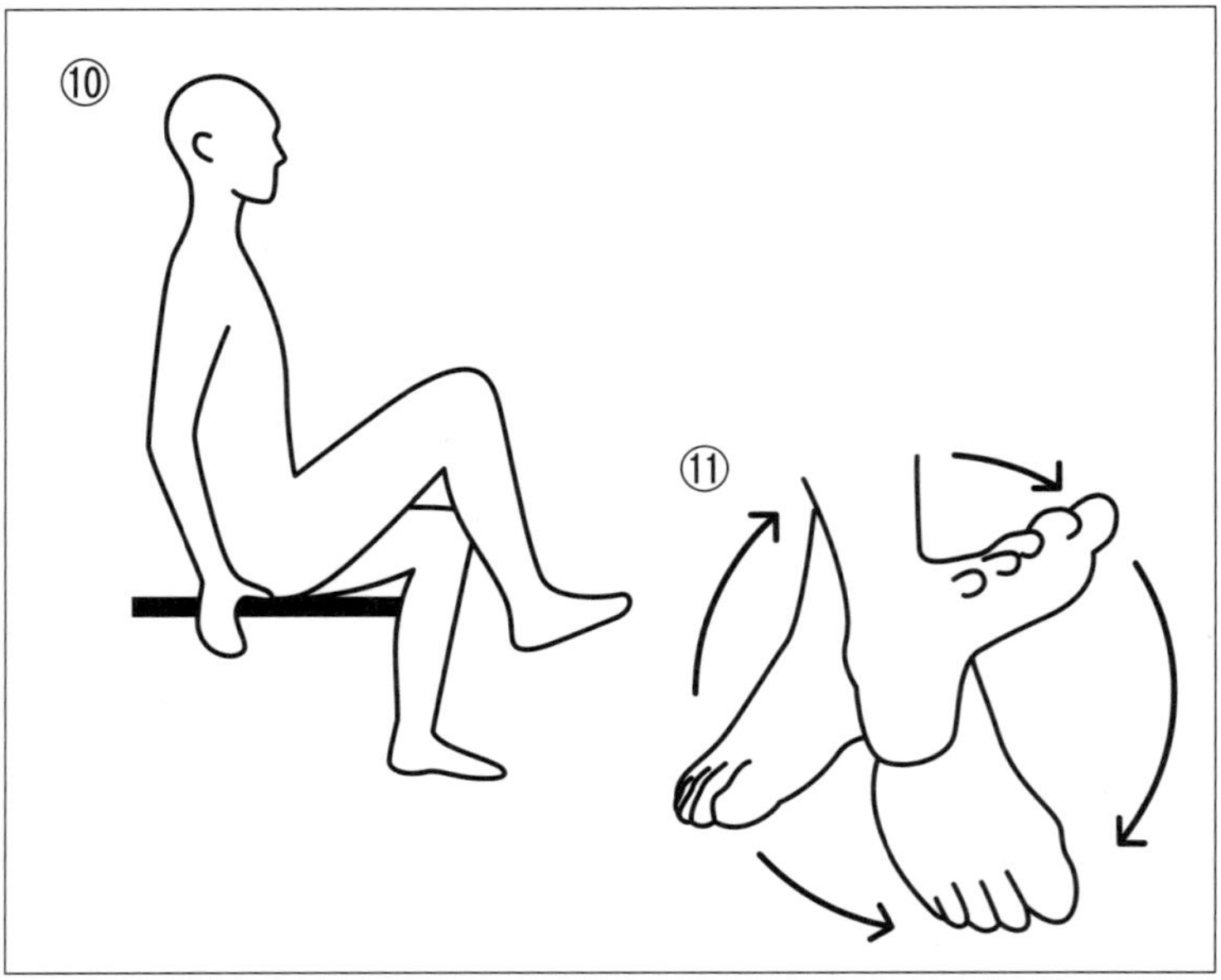


ばした状態で引き上げる。これを3〜4回繰り返す。（135ページ図⑨）

　座った状態で片膝を上げ、足首を回して円を描く。もう片方の脚も忘れないこと。貧乏揺すりの研究を思い出そう。（図⑩）

　折にふれ、つま先を小刻みに動かすこと。立ち上がり、踵《かかと》を床にしっかりつけた状態でつま先を上げる。片足を行ったあと反対側の足を行ったら、両方同時に行うこと。（図⑪）

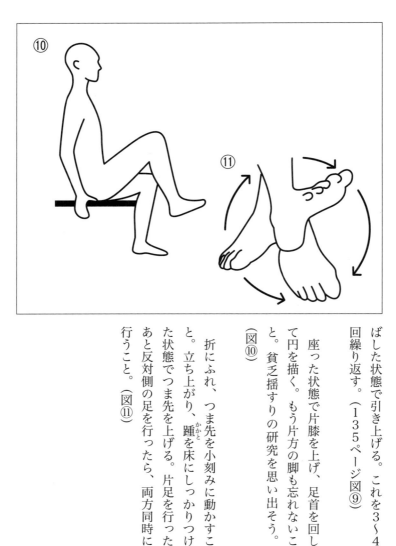

# 第5章 脂肪が細胞を潤す――水と脂は混ざるもの

成功の秘訣とは、早起きし、勤勉に働き、油脈を掘り当てること。

――J・ポール・ゲティー

健康と若々しさは、**水をどれだけ飲むかだけでなく、体がどれほどうまく細胞に水を取り込めるか**によって決まる。そして細胞の水分補給を可能にするものが、油と脂肪だ。水が細胞内に入るには、文字どおり脂《あぶら》に守られた障壁を越えなければならない。飲みたいだけ飲むことはできても、水がこの膜を通り抜けなければ、実際には水分補給は行われない。

細胞膜は主として脂質と呼ばれる脂肪酸から作られ、それが膜の柔軟性を保つため、細胞は水を取り込むことができる。重要な新研究により、細胞膜の柔軟性と細胞の適切な水分状態を保つために、オメガ3脂肪酸が特に重要な役割を担っていることが立証されている。それだけではない。オメガ3脂肪酸は細胞膜の表面積を増やし、より多くの水と栄養素が通り抜けられるようにする。

有害なトランス脂肪酸や熱により損傷を受けた脂肪を含んだ食事を取っていると、細胞そのものの中にコレステロールと損傷を受けた脂肪が蓄積する。この老廃物と毒素の蓄積は細胞間のコミュニケーションを混乱させ、栄養素の取り込みと細胞老廃物の放出を低下させる。細胞内に沈殿物が長く留まると、細胞の機能が損なわれ、細胞の脱水状態の悪化につながる。

つまり、**細胞の脱水状態は老廃物と毒素の蓄積が原因で起こる。**年齢と共に細胞膜が硬くなり、硬化した膜は水分だけでなく、必須栄養素や酸素の取り込みも遮断する。当然ながら、こういったものは、老廃物を排出するために細胞がまさに必要とするものだ。蓄積と硬化が重なれば大打撃となる。そこで救助に現れるのが脂肪だ。

## 脂肪は体の役に立つ

脂肪と聞くと悪いイメージを抱くだろうか？　それはあなただけではない。国際食品情報協議会の最近の調査によれば、大部分の米国人がどの脂肪が健康によいのかわからなくなっている。長い間、多くの人たちが心臓やウエストラインに気をつかうつもりで、あらゆる脂肪を避けてきた。それは間違いだ。専門家たちは何十年もの間、脂肪を避ければ心臓を守り、スリムでいられるといってきたが、今では豊富な研究から、それが逆であることがわかっている。ほとんどの種類の脂肪は「食べてもよい」というだけではない。それどころか**脂肪は健康に不可欠なものだ。**食物脂肪――アボカド、オリーブオイル、ナッツ類、さらに肉類や乳製品も含めた食品から取る脂肪――は、強力なエネルギー源となる。体がよい脂肪を燃料として燃やすおかげで、体だけでなく脳の能力も向上させる。さらに脂肪はそれ以外の食品の消化を遅らせることで、満腹感を抱かせ、食欲を急増させたり気分を不安定にさせたりする血糖値の変動を防ぐ。

それ以上に大切なのは、**脂肪が細胞膜を作っている**ことだ。体には多数の細胞が存在する。種類にかかわらず、すべての細胞は脂質、つまり脂肪から作られ、2層の脂肪酸を持つ。体は摂取した脂肪から細胞膜を作る。脂肪の摂取量が少なすぎると、細胞膜に十分な栄養を与えられないため、組織や臓器が適切に機能しない。実際、数多くの新しい研究から、高脂肪、低炭水化物の食事により、ミトコンドリアの機能が向上することがわかっている――ミトコンドリアとは各細胞内にある小さなエネルギー生産システムのことだ。ミトコンドリアが健康なら、細胞レベルにおける健康状態が全体的に向上し、寿命が延びる――これはカリフォルニア大学デイビス校獣医学部による新しい研究で、高脂肪食を与えられたマウスが低脂肪食のマウスより長生きしたことの説明になる。

脂肪は濡れ衣を着せられている。「ジャーナル・オブ・ザ・アメリカン・メディカル・アソシエーション」に掲載された一連の研究から明らかになったのは、**カロリーの32%を脂肪から摂取している女性の大腸がん、乳がん、心臓発作、脳卒中の発症率は、脂肪が20%の女性と変わらなかった**ことだ。そればかりか、都市部および郡部における前向き疫学研究（訳注／開始後に新たに生じる問題について調査する研究）のプロジェクトなど、いくつかの新しい研究によれば、不飽和脂肪酸および飽和脂肪酸の摂取量が多いほど（誤植ではない！）、健康状態がよかった。逆に高炭水化物食は、心臓疾患、糖尿病、肥満症といった疾患の発症率を上げる。

ダナは医師という仕事の中で、何千人もの人たちが、健康によい脂肪を豊富に取り入れた低炭水化物食にしたことで体重が減り、血圧とコレステロール値が改善するなど、健康状態を回復させる姿を見てきた。

## ラクダのこぶの中身は「水」でなく「脂肪」

漢方医学では文字どおり数千年にわたり、心疾患などの循環器系疾患や、糖尿病、貧血、関節炎の治療にクワの実と根皮を活用してきた。クワの実とツルツルした根皮に含まれるリノール酸はどちらも水分を最大限に活用し、食事から脂溶性栄養素の吸収を促す。アジア全域で飲まれているクワ茶は、体内の水分レベルが下がりがちな午後に出される。クワの実は米国東部にも自生し、アメリカ先住民の医術でも漢方の伝統と同じく、根皮と実の両方が使用されていた。

脂肪にはまた別の役目もある。**ビタミンA、D、E、Kなど、健康を増進させ、病気と闘う脂溶性ビタミンの吸収に一役買っている。**具体例を挙げれば、オハイオ州立大学で調査を行ったところ、サルサソースをアボカドと一緒に食べた人たちはアボカドなしで食べた人たちより、トマトのリコピンの吸収率が４倍、ビタミンＡの吸収率が３倍近く高かった。

それでも脂肪を受け入れる気になれないなら、ジェラルド・ポラック博士の研究所で行われた検査の結果を教えよう。ギーという偶然にも健康によい形状の脂肪には、水分補給効果の非常に高い水が含まれていた。このことが示唆するのは、それ以外の形状の脂肪も水分補給に重要な役割を果たしている可能性だ。さらにラクダのこぶの中身が、多くの人が信じ込まされてきた水ではなく、脂肪——そう、脂肪だ！——であることの説明にもなるかもしれない。水源もない暑い条件の中、どこまでもどこまでも移動するラクダの伝説的な能力には、脂肪が関与しているようにも思える。

朝食の卵は白身だけ、昼食には脂肪の少ないターキーをトッピングし、無脂肪のドレッシングをかけたサラダ、夕食にはトマトソースのパスタを食べている人もいる。だが、実は卵の黄身、オリーブオイルひとかけ、赤肉やチーズ少々といった風味を加えることで、好都合にも健康状態も水分補給能力もよくなるとわかれば、まさにうれしいニュースではないだろうか。

## 脂肪を食べたほうが、やせる

耳にたこができるほど聞いたことだろう。食物脂肪は、炭水化物やたんぱく質より早く体脂肪に変わる、と。**それは根拠のない作り話だ。**脂肪に含まれるカロリーは、たんぱく質や炭水化物の2倍以上（脂肪が9キロカロリーに対し、たんぱく質、炭水化物は4キロカロリー）だが、食事に適度な量を加えるだけなら、減量の努力を台無しにはしない。それどころか、研究によれば、脂肪摂取量を増やすことでやせる可能性があるとわかっている。**スタンフォード大学の最近の研究では、8週間、総カロリーの約40%を脂肪から摂取した人たちは、約20%の人たちより、2倍の体重減少**が見られた。

なぜだろう？　脂肪を取ると胃内での消化に時間がかかるため、満腹感があり、かつそれが長くつづく。水の摂取量を増やし、各食事にアボカド半分あるいはオリーブオイル少々といった健康によい脂肪を加えるだけでやせられるといってもよい。これは低脂肪食の継続が非常にむずかしい理由でもある——十分なカロリーを摂取しても、どうしても空腹を感じるため、あとで食べすぎたり、ダイエットを完全にやめてしまったりするのだ。

## 「いい脂肪・悪い脂肪」を知っておく

実はほとんどの脂肪は脂肪酸が混じり合ってできている。たいていの場合、飽和脂肪酸、多価不飽和脂肪酸など、その大部分を占める脂肪酸により定義される。すでにご存じだろうが、脂肪酸は主に不飽和脂肪酸と飽和脂肪酸というふたつのグループに分けられる。その違いを説明しておこう。

### 1　不飽和脂肪酸——心血管疾患のリスクを下げる

ひとつ以上の二重結合を持つ脂肪酸分子を多く含む種類の脂肪酸のこと。不飽和脂肪酸はどれも体によい。しかし一価不飽和脂肪酸と多価不飽和脂肪酸のふたつの種類があり、健康によい理由はそれぞれ違う。一価不飽和脂肪酸は、種子、植物、植物油、具体的にはオリーブオイルだけでなく、アボカド、カボチャの種、ピーナッツにも含まれている。

一価不飽和脂肪酸はどれもオメガ9脂肪酸だ。この名前は脂肪酸鎖上の最初の二重結合からつけられたもので、**心血管疾患のリスクを下げる**ことがわかっている。この種類に分類される脂肪のスーパースターがオリーブオイルであり、高濃度の一価不飽和脂肪酸を含み、オレイン酸——特に心臓保護効果のあるオメガ9脂肪酸——も豊富だ。

だからといって食料品店へ走り、オリーブオイルならなんでもいいとばかりに古い商品を手に取ったりしてはいけない。**エキストラヴァージンを選ぶこと**。これは化学薬品を一切用いず抽出したものという意味だ。コールドプレス製法で生産されたオーガニックオイルも薦める。遮光対策がなされているため、圧搾工程での酸化が抑えられている。また、収穫後6時間以内に圧搾するため、最大濃度の栄養素が含まれている。マカダミアナッツオイルにも注目しよう。一価不飽和脂肪酸の濃度がオリーブオイルより高く、高価ではあるが、非常に高い発煙点(211℃)とバターに似たよい風味のおかげで、料理オイル界の知られざるヒーローとなっている。

## 2 多価不飽和脂肪酸——記憶障害と闘う

ベニバナオイル、コーンオイル、大豆オイル、ヒマワリオイルなどの植物油、クルミなど特定のナッツ類、サケやイワシなど脂肪分の多い魚、さらに牧草牛の赤肉や放し飼いの鶏の卵に含まれている。

多価不飽和脂肪酸にはオメガ3脂肪酸とオメガ6脂肪酸の2種類がある。多くの研究から、オメガ3脂肪酸は特に健康に欠かせないことがわかっている――しかも体内で生成できないため、食品から摂取しなければならない。オメガ3脂肪酸が豊富な食品には、サケ、マグロ、イワシなどの脂肪分の多い魚、アマニ油、チアシード、クルミ、放し飼いの鶏の卵、牧草牛の赤肉がある。

過去20年間の研究からわかったのは、オメガ3脂肪酸は、**血圧を下げ、コレステロールのバランスを取ることから、加齢に伴う記憶障害やアルツハイマー病と闘うことまで、すべてに関与**していることだ。専門家の中には、オメガ3脂肪酸は気分をよくし、うつ病を防ぐと主張する人たちもいる。まさに栄養素の宝庫だ――他の脂肪より体に吸収されやすいだけでなく、いったん細胞内に入れば、慢性疾患につながる炎症を抑える。たとえば、タフツ大学（マサチューセッツ州）の研究者たちが行った46件の研究をまとめたレビュー論文によれば、サプリメントあるいは魚から、オメガ3脂肪酸であるEPA（エイコサペンタエン酸）とDHA（ドコサヘキサエン酸）の摂取量を増やした人たちは、心停止とあらゆる原因による死亡のリスクが低くなった。

オメガ3脂肪酸にはさまざまな種類があり、効果もさまざまだ。そのうち主要な3つ――ALA（5－アミノレブリン酸）、DHA、EPA――には健康によい効果があり、特にDHAとEPAには病気と闘う力がある。ALAはチアシードを含め、野菜や種子などの植物に含まれ、DHAとEPAはシーフードや藻類など海産物に含まれる。魚の切り身が好みでなければ、魚油カプセルを選ぶか、海洋環境にかける負担が少ない、藻類あるいはオキアミオイルから生産されたＤＨＡのサプリメントを選ぼう。

オメガ6脂肪酸について説明すると、これも健康によい――特にＧＬＡという種類のオメガ6脂肪酸は効果が高く、月見草オイルやボリジオイルに含まれる。また性ホルモンの生成に重要なものでもある。

ダナは無月経――生理が止まること――となった若い女性たちをよく診ている。彼女が気づいたのは、サプリメントを飲んだり、食事中の摂取量を増やしたりして、こういった脂肪を補ってやれば解決できることだ。それ以外の治療をしなくても、奇跡のように女性たちの月経が戻る。これは意外にもよくある問題であり、生理が止まるのは摂食障害の患者とは限らない。いまだに大勢の人たちが低脂肪食を取り入れているからだ。

実はオメガ6脂肪酸は、米国人の食事に最も取り入れられている脂肪酸でもある。そのため、大多数の人がオメガ6脂肪酸を取りすぎ、オメガ3脂肪酸が不足していることから、オメガ3、6、9脂肪酸の適切なバランスがもたらす最大限の健康効果を手にできないでいる。だからこそ、オメガ6脂肪酸が含まれていることの多い加工食品の摂取量を抑え、サケ、クルミ、粉末チアシードのような自然食品からのオメガ3脂肪酸の摂取を心がけてほしい。

## 3　飽和脂肪酸――脳のために必要か？

飽和脂肪酸は主に動物性食品に含まれる種類の脂肪で、ココナッツのような食品にもわずかに含まれている。不飽和脂肪酸との違いは、炭素原子それぞれにひとつの水素分子が結合し、直鎖を形成していることだ。一方、不飽和脂肪酸の場合、その鎖の少なくとも1ヵ所が曲がっている。たいていの場合、室温では固体、熱を加えると液化する——ココナッツオイルやバターを思い出してほしい。

長い間、保健専門家たちは、飽和脂肪酸は数ある病気の中でも特に心臓病や肥満症の深刻な危険因子だと主張してきた。しかし、この10年の間に流れが変わり始めた。他にも証拠はいろいろあるが、「アメリカン・ジャーナル・オブ・クリニカル・ニュートリション」に掲載された46名の肥満男性を対象とした無作為対照試験——研究のゴールドスタンダード——から明らかになったのは、意外にも**高脂肪食を取った人たちの健康状態がよくなった**ことだ。高脂肪食事療法の結果、血圧が下がり、腹部の脂肪が減り、インスリンと血糖のコントロールがうまくいったのだ。

**飽和脂肪酸を完全に避けるのは脳によくない。**脳の白質にはリン脂質が含まれている——これはあらゆる細胞膜の主成分となっている脂肪だ。多くの代謝過程に関与するリン脂質は、飽和脂肪酸と不飽和脂肪酸の両方からできている。飽和脂肪酸は体内で生成できないため、リン脂質を取り込み、脳を健康な状態に保つには、食べる必要がある。

けれども、これは研究だけの話ではない——パレオダイエットに関するウェブサイトやブログを読めば、たんぱく質、飽和脂肪酸を多く取り、炭水化物を減らせば、活力が増し、健康状態がよくなり、ウエストが細くなることに気づいた人たちが大勢いることがわかるだろう。

論争はつづいている。米国国立衛生研究所（ＮＩＨ）は今も、飽和脂肪酸の代わりに一価不飽和脂肪酸である植物油を選ぶように薦めている。飽和脂肪酸については答えを出すべき疑問がいくつか残っている。私たちの考えでは、問題は飽和脂肪酸に関する研究の過半数が、この脂肪酸のさまざまな種類を区別していないことにある（すぐにくわしく説明する）。

しかし飽和脂肪酸を断つことばかりに集中し、炭水化物を多く含んだパスタ、パン、砂糖を食べているなら、細部にこだわり、全体を見ていないといって間違いない。健康な体に必要なのは、加工されていない食品を中心とした自然食——そして、もちろん十分な水も忘れてはならない。

## 4 最高の種類の飽和脂肪酸

繰り返しであるのを承知でいわせてもらえば、飽和脂肪酸は——他の脂肪酸と同様——どれも同じではない。実は分子の長さにより、いくつもの種類に分類できる。

特に健康によい飽和脂肪酸として短鎖脂肪酸（ＳＣＦＡ）がある。バターやギー、高脂肪乳製品に含まれる種類のものだ。この形をした飽和脂肪酸は酪酸塩に特に多く含まれる。酪酸塩とは大腸がんを防ぎ、胃腸管細胞の強力なエネルギーとなり、炎症も抑えるＳＣＦＡであるため、自己免疫疾患の予防と治療に欠かせないものだ。初期の研究から、ＳＣＦＡは代謝を改善し、体重減少を促す可能性があることもわかっている。

## そのほかの飽和脂肪酸

体によい飽和脂肪酸にはこのほかに、中鎖脂肪酸、別名中鎖脂肪酸トリグリセリド（ＭＣＴ）がある。バターにもＭＣＴが含まれているが、**高濃度で含まれているのはココナッツオイルとパーム核油**だ。大勢の健康に関心の高い人たちがココナッツオイルを褒めちぎるのには理由がある。ＭＣＴが新陳代謝を高め、インスリン感受性を高め、クリティカルシンキング（批判的思考）と記憶の改善にも役立つことが研究によりわかっているからだ。

最後に長鎖脂肪酸（ＬＣＦＡ）と超長鎖脂肪酸（ＶＬＣＦＡ）というものがあり、どちらもほとんどの動物性食品に含まれている（この脂肪酸は、一価不飽和脂肪酸、多価不飽和脂肪酸にも含まれる）。長い間いわれてきたような健康の敵ではないものの、ＳＣＦＡやＭＣＴほど健康にメリットはない。その主な理由は血液脳関門を通過できないこと――つまり、脳が燃料として利用できないからだ。

ＬＣＦＡは米国人の食事に豊富で、特に光への暴露や過度の加熱により悪臭を放つようになった加工油や、ラードや穀物牛の乳製品に含まれている。それこそ、私たちが脂肪のない肉を選び、赤肉から脂肪を取り除き、もっと魚や鶏肉を選ぶことを薦める理由だ。

## ドクター・ダナの症例研究

広告会社でコピーライターをしている49歳のリーサは、シェーグレン症候群のさまざまな症状に悩み、診察を受けにきた。この自己免疫疾患には多くの症状があるが、特に関節炎、ドライアイ、ドライマウスを起こすのは、体の潤いを作り出す分泌腺が脱水状態に陥るからだ。彼女は、ときに痛いほどの慢性的なドライアイや皮膚症状に苦しみ、関節が動かなくなることすらあった。また疲労感が仕事の妨げとなり、ジム通いや人づき合いもできないでいた。ほとんど泣きながら彼女が訴えたのは、何人ものリウマチ専門医に診てもらっても、症状は年齢と共に悪くなるだけで、薬剤やステロイド剤——それと生理食塩水——は決まりきった治療にすぎないといわれたことだ。しかも長期にわたるステロイド療法は、糖尿病や骨粗鬆症など深刻な副作用があるため、当然ながら、リーサは不安を感じていた。

彼女の不安を取り除きたいと考えた私は、病気と深くかかわる脱水症対策として、まずうまく水分補給することを試してみてはどうかとたずねた。彼女は最初うなずいたものの、気が進まないような顔をした。そして、手間のかかるものですか、とたずねた。すでに過労気味のリーサに複雑なプログラムを行わせたら、押しつぶされてしまうだろう。彼女が話す様子から、明らかにストレスを感じているのがわかった。過労は脱水症を起こすことがあると伝えると、涙が湧き上がるのが見えた。そこで、忙しい日課にも簡単に取り入れられるものだと伝え、安心させた。

リーサの最初の質問は、コーヒーを諦めなければならないかどうかだった。カフェインは彼女のエネルギー源だった――少なくとも日に5杯は飲んでいた。カフェインもそのレベルになると弱い利尿剤となるため、体から水分を奪う。いいえ、と私は答えた。完全に断つ必要はないが、量は減らすべきだ。そして、一番簡単な方法はギーを入れることだ。「ギー?」と彼女がたずねた。そう、ギーだ。ギーはある種の脂肪で、カフェインの吸収を遅らせるだけでなく、長持ちするエネルギーを増やす。そのため、朝はもちろん、一日を切り抜けるために5杯も飲む必要はなくなるだろう。さらにギーは認知力を向上させ、ブレインフォグも軽減する。

私たちは3週間プログラムの計画を立てた。それは5日間のクエンチプランで体を活性化させたあとに、各食事に2種類の野菜を取り入れながら、体に水分を与える食事を2週間つづけるものだ。リーサの標準的な平日は、何時間もつづけてコンピュータの前に座り、昼食もデスクで食べることが多かった。つまり、彼女に必要なのはバランスの取れたランチメニューだ――もう冷凍ブリトーはなし。リーサの「非常食」のナトリウム量は、一日当たりの推奨摂取量のおよそ20%にもなる。冷凍食品はたいていい塩分が多すぎる。また彼女は、いつもの飲み物――コーラ――をジュースに替えたいと思っていた。

「ジュースは水分を奪わないの?」と彼女がたずねた。

私は、残念ながらジュースにはソーダと同じくらい多量の糖が含まれているが、クエンチプログラムの要であるスムージーは飲めると伝えた。彼女の顔が輝いた――オフィスのすぐ近くにスムージーの店があったのだ。そこで、ふたりでオンラインでメニューを調べ、5日間のランチ計画を書き出した。

エクササイズとして、首回しや足首回しのような地下鉄での通勤中に行える簡単なマイクロムーブメントをいくつか教えた。ストレスで疲れ切ったときに行う呼吸法も、デスク周辺でできる簡単なストレッチや散歩と共に教えた。デスクヨガは少々かじっていたものの、動くことで体中の液体を移動させるというのは、彼女にとって思いもよらない考え方だった。

3週間後に再診することにした。リーサが戻ってきたとき、私には明らかな違いがわかった。顔が輝き、話し方も気力に満ちていたからだ。気が滅入ることも減り、途方に暮れることもなくなったという。そしてシェーグレン症候群の症状も軽くなっていた――生理食塩水の目薬の使用量も以前の半分以下となり（それまで一日に小ボトルを1本使っていた）、皮膚も唇ももうカサカサではなかった。午後に疲労を感じることもないという。週に2度、外出できるようになっていた。そして、1・5kg痩せていた！

そんな大きな効果を得た私たちは長期計画を立て、最適な水分補給をしながら、彼女が飽きないようにいろいろなスムージーを取り入れた。そのいくつかは本書の9章に記載している。さらに骨スープレシピを渡し、習慣になっていた午前半ばのコーヒーの代わりにそれを飲むように勧めた。リーサはつねに水分補給をつづけ、症状を食い止めている。

## 体にいい料理オイルの選び方

料理に使うオイルを選ぶとなると、選択肢は無数にある。キャノーラ、オリーブ、ココナッツ、ピーナッツ、アボカド、大豆――他にもいろいろある。

**オイルを選ぶにあたり、まず考えるべきはその発煙点だ。**それはオイルが煙を出し始める温度のこと。簡単にいえば、発煙点が高ければ高いほどよい。煙が出始めたとき、酸化が始まり、健康に害のあるトランス脂肪酸を放ち始める。それはオイルが不安定になり、アルデヒドやアルコールなど有害な分子を放出する時点でもある。この過程を脂質過酸化反応と呼ぶ――食品の味が悪くなるだけでなく、細胞の損傷を引き起こし、いくつか例を挙げれば、喘息、パーキンソン病、炎症性腸疾患など、多くの病気の原因となる。

発煙点の高い、健康によい料理オイルを挙げていくと、偶然にも植物性の健康的な成分を満載しているものになる。

・アボカドオイル
・ピーナッツオイル――注目すべきことに風味が軽く、アレルギーを起こすピーナッツたんぱく質は含まれていない。しかし重度のピーナッツアレルギーがある場合は、まずアレルギー専門医に相談すること!

・ココナッツオイル——強いココナッツの香りがするものが多い。
・エキストラヴァージン・オリーブオイル——最も健康によい選択だが、発煙点がわずかに低めであるため、160℃未満の温度での料理に使用すること——完成した料理の上に振りかけるのが一番よい。
・マカダミアナッツオイル——味がよく、風味が軽いが高価だ。
・ギー
・グレープシードオイル
・ゴマ油

重要——アマニ油は健康によいが、サラダにかけたり、スムージーに加えたりして使うこと。決して調理したり、加熱したりしてはいけない——**瞬く間に有害な過酸化脂質を放出する**可能性があるからだ。

キャノーラオイルはどうなのか、と思っているかもしれない。スプレータイプもあり、このオイルを使うレシピもあちこちで目にする。キャノーラオイルは発煙点が高く、一価不飽和脂肪酸である。しかし、ほとんどのキャノーラオイルとキャノーラ製品は遺伝子組み換え原料が使われている。またキャノーラオイルの圧倒的多数は、明るい黄色の花を咲かせるアブラナ科の菜種から生産され、収穫直前に殺虫剤を散布されている。殺虫剤と、がんやメタボリックシンドロームなど健康問題との関連についてわかっていることを考えれば、「健康によい選択肢」というキャノーラオイルの地位はたちまち転落してしまう。

## 絶対に避けたほうがいい脂肪

新鮮な自然食品を多く取り入れた多様な食事をしているなら、脂肪を取りすぎていないか、正しい脂肪を選んでいるかなどと悩む必要はない。実に簡単なことだ――袋やパック容器に入ったもの以外の「本物」の食品を選べば、健康に害のあるトランス脂肪酸を避けられる。肥満症から糖尿病、脳卒中など無数の健康問題とつながりがあった硬化油のことは知られている。チップスなどのスナック菓子、クッキー、マフィン、クラッカーといった加工食品に多量に含まれるラードなどの健康によくない脂肪は避けること。

意外にも脂肪と水分補給には深いかかわりがあるのだから、脂肪恐怖症の日々とはお別れし、食事に脂肪を取り戻す正しい決断をしよう。この場合、脂と水は混じり合う。

# 第6章

# 一番水を必要とするのは誰か？——年齢・タイプ別の水分補給

万能薬とは塩水のこと。
つまり汗と涙と海だ。

——イサク・ディネセン

誰もがもっと水分補給の大切さに気づくべきだが、特に注意を払うべき人たちがいる。それは子ども、アスリート、高齢者だ。

子どもにとって水分補給は体と心の成長に欠かせないもの。アスリートは適切に水分補給をすれば、もっとうまく、もっと強く、もっと速くなれる——それだけでなく脳震盪や怪我の防止にも役立つ。また高齢者にとって水分の保持は容易なことではない。年齢と共に体内の水分量が低下するため、脱水症になる可能性が高まるからだ。どうすれば大切な人たちが必要な水を取れるようになるのか、くわしく見ていこう。

## 水分補給で子どもの成績が上がる

子どもは特に脱水症になりやすい。成長し、成熟するために育ちざかりの体が水を必要とするからだ。とりわけ乳児は体調を崩すとほんの数時間で脱水症となることがあり、脱水症は世界中で乳児疾患と死亡の主な原因となっている。

もっと大きくなれば、走りまわって遊ぶことで大量の水を失う。おまけに子どもたちはその損失を補えるほど水を飲みたがらない。どの母親もわが子に水を飲め、水を飲めと注意しなければならないという——子どもたちが遊ぶのに忙しすぎるからだ！　ハーバード大学のT・H・チャン・スクール・オブ・パブリック・ヘルスの最近の研究を信頼するなら、米国の子どもと若者の半数以上が水分補給を十分に行っていない。**水分補給は、成長途中の身体機能、認知機能、感情機能に重大な影響を及ぼす。**

興味深いことに、その研究から黒人の子どもは白人の子どもより脱水症になるリスクが高いことも明らかになった。さらに男の子は女の子よりリスクが高い。そして意外にも25％近くの子どもたちが、普通の水はまったく飲まないと回答している。そうだとしたら、子どもたちはいったい何を飲んでいるのかと気になるだろう。

学校で子どもに水を飲ませるのは簡単ではないだろう。けれども、適切に水分補給させるよい方法はいくつかある。たとえば、ハイドレーション・ファウンデーションが協力している「理想の学校での水分補給実験プロジェクト」という活動がある。これは2014年に、マンハッタンのある私立学校で1年以上かけて行われた。スタッフが学校の「オアシス」マップを作成し、噴水式水飲み器など、水を飲める場所がわかるようにした。そのマップのおかげで、学校スタッフは水が手に入りにくい場所がよくわかるようになり、解決策として教室に水差しを持ち込んだ。水はこぼれただろうか？　当然こぼれた。成績は上がっただろうか？　上がった。また、体育の前後にも子どもたちに水分補給させるようにした。さらに驚いたことに、子どもたちが水を飲みやすくなればなるほど、行動管理がしやすくなった。**午後の集中力が目に見えて改善した。**そして放課後には、コーチたちは子どもたちに水を飲ませ、怪我を防ぐ事前対策をさせてから、試合に送り出すようになった。

生徒全員が計画的な水分休憩を取るようになったことで、それが学校文化の一部となり、それをきっかけとして、子どもたちは成人してからも習慣的に水を飲むようになった。

ジーナの友人が息子の注意欠如多動性障害に悩み、特に学校の授業に集中させようと必死になっていたとき、ジーナは水分補給実験プロジェクトについて教えた。実験プロジェクトの成果を知った母親は息子の教師に会いに行き、プロジェクトの結果を伝えた。すると教師はその新しい取り組みの一部を実行に移した。具体的には、その子に何度も集中させようとする代わりに、噴水式水飲み器まで水を飲みに行かせた。彼はその短い休憩から帰ってくると、以前より授業に集中できるようになった。

それ以来、彼の集中力と行動は著しく改善した。なぜだろう？　それはその子が以前より水分を補給し、体を動かしたからだ。これは、水分補給と体を動かすことを組み合わせれば集中力が増すことを示す見事な例だ。

その実験プロジェクトでは、ハイドレーション・ファウンデーションのスタッフは生徒たちに対し、水は電気を通すこと、脳には多くの電気を送る必要があることを説明したところ、生徒たちの興味を引き、勉強に集中しようと、以前より進んで水を飲むようになった。美術の授業では、ある生徒が自分の作品が「よりよいものになるように」、水を飲みに行ってもよいかとたずねている。生徒たちが水を飲むことと勉強に集中することを関連づけたのは明らかだ。なんと賢い子どもたちだろう！

うれしいことに、ハーバード大学健康社会学教授スティーヴン・ゴートマーカーは、子どもと脱水症という公衆衛生問題には簡単な解決策があると考えている。「低コストでカロリーゼロの飲み物である水を、子どもたちがもっと飲むようにすれば、水分状態を改善でき、その結果、多くの子どもたちが一日中、今よりよい気分でいられ、学校の成績もよくなる可能性がある」

もっとよい解決策もある。学校で食べるスナックは、たいていクラッカーやプレッツェル、グラノラバーといったもので、それが問題を大きくしている。そういったものをリンゴやキュウリのスライス、セロリ、モモ、メロン、イチゴ、ブドウといった新鮮で水分の多い食品に替えよう――もちろんクエンチプログラムのスムージーや果物のポプシクル（訳注／棒つきアイスキャンディー）でもよい！　幼稚園の幼い子どもたちは大皿に果物を盛るお手伝いが大好きだ。使う果物を自分で選ばせ、完成した盛り合わせ料理に名前をつけさせよう。

## スマホが体から水分を奪うふたつの理由

誰もがスマホを手にし、画面を見るか、しゃべりつづけている。スマホを見てはフェイスブックやツイッターを更新し、目的地への道順を調べ、誰かに遅れると伝える。思春期の若者たちは特に夢中になっている。だが**スマホをスクロールすると、体から水分が奪われることを知っていただろうか？**　理由はふたつある。

第1に焦点を合わせ直すたびに、新たに神経性の化学物質を生産する必要があり、それにより水分を使い果たすから。画面のあちこちを見て、気を散らされるたびに、次回集中するための化学物質を再合成し、再生産するために、栄養素と水の貯えが利用されるのだ。

第2に頭を下げ、前方に傾けていると首に圧力が加わるため、脊柱管から脳へと流れる髄液が圧迫され、その流れが悪くなるからだ。スマホを使うたびに減るもの、消耗するものはほんのわずかだとしても、それが一日を通して繰り返し起こっている。スマホユーザーの髄液の流れを取り戻す簡単なマイクロムーブメントについては、第4章の図①〜③を参照のこと。

## アスリートと週末アスリート

スポーツやエクササイズは日課に組み込むべきものだ。他の人と比べると、運動量がやや多い人がいる。汗の量がやや多い人もいれば、かなり多い人もいる。そして**ジムが大好きなら、水分補給に特に気をつけるべきだ。**ホットヨガをしている人たちもそうだ。いやはや、あなた方は大量に汗をかく。それがすばらしいことである理由を説明しよう。

汗は高く評価されることはない。けれども、それは命にかかわる、繊細で複雑な流出システムであり、他の多くの体内システムと協力し合っている。汗をかくにはエネルギーが要り、そこには複雑なプロセスがある。体の安静代謝率（安静時に燃焼されるカロリー量）にもよるが、腎臓だけで一日400キロカロリー以上を燃焼する——そしてそのエネルギーのほとんどは、細胞と臓器の間で取り込む水分のバランスを取るために使われる。

発汗は体内サーモスタットに不可欠な要素で、それにより体をすばやく冷却でき、臓器、血液、組織を過熱から守る。

また発汗は体に備わったいくつもの自然な解毒作用のひとつであり、血流から特定の化合物を取り除く。さらに天然フェロモン——あなたが引きつける相手、引きつけられる相手に影響を及ぼす、匂いつきの「フェロモン」——の供給システムでもある。

汗は皮膚の真皮——触れることのできる皮膚の真下にある層——にある分泌腺から分泌され

る。汗腺は体中にあるが、最も集中しやすいのは、額、腋窩《えきか》（わきの下）、手のひら、足の裏だ。

## 汗とはいったい何なのか？

汗の正確な成分は人によって異なり、さらに日々変わっている。そのおよそ99％が水だ。すると残りの1％は何だろう？　それは電解質のナトリウムと塩化物だけでなく、アンモニア、糖、そしてカルシウム、カリウム、マグネシウム、鉄、亜鉛、銅といった微量のミネラル、さらに特定の水溶性ビタミンといったものだ。汗から失ったものをしっかり補うには、水だけでなく電解質も取り戻さなくてはならない。だが、この問題は、水のボトルに天然の海塩を加えることで見事に解決される。

更年期障害、ストレス、あがり症など、自分ではどうしようもないことで汗をかく場合もある。遺伝や健康状態が汗の量に影響することもある。同様に体重も影響する。**体重が増えるほど体を冷やす負担が増え、汗の量も増える。**

とはいえ、何よりも汗の量に直接関係しているのは身体活動度だ。涼しい空間あるいは適温の空間で、のんびり歩いたり、サイクリングしたりするなどの軽い運動なら、1時間に100㎖ほどの発汗ですむ。しかし、暖かいあるいは暑い環境で、ペースの速いランニングなど、激しい運動を行っているなら、1時間強で3000㎖以上の汗を失う可能性がある。

ダナの診療所の運動生理学者ティム・コイルは、一般的な指針として、汗をかいたら次のように適切に水分補給することを勧めている。

・**一般的な運動中**――15分ごとに120～240㎖の水を飲むこと。喉の渇きを目安にするが、15分ごとに360㎖以上の水を一気に飲まないように注意すること。水分過剰になる危険があるからだ。

・**マラソンなど過酷な運動中**――開始2時間半前に2・5カップ（600㎖）程度の水を飲み、15分前にまた1・5カップ（360㎖）くらい飲むこと。これにより運動中に脱水症になることはない。

自分に合った方法を見つけるには、試行錯誤が必要になるだろう。運動に対し、体によい水分補給を行っているかどうかを見極める簡単な方法がある。それは開始前に体重計に乗り、終了時にも乗ること。米国スポーツ医学会によれば、体重の増減から体に十分な水分があるかどうかがわかる。

・**十分に水分補給されている**――体重の変化がマイナス1～プラス1％――体重が68kgなら、運動直後に680gを超える増減がない。

・**軽い脱水症**――マイナス1～マイナス3％――体重が68kgなら、運動直後に680g～約2kg減っている。

・**重い脱水症**——マイナス3〜マイナス5％——体重が68kgなら、運動直後に約2kg〜3・4kg減っている。
・**深刻な脱水症**——マイナス5％以上——体重が68kgなら、運動直後に3・4kg以上減っている。

## 喉の渇きは「確実なバロメーター」ではない

「喉の渇きを目安にしよう」という言葉は一般的には水分補給へのよいアドバイスではあっても、**喉の渇きに騙され、水を飲みすぎないように気をつける必要がある**——特にトライアスロンなど激しい運動の前後や猛暑の日には注意すること。水分過剰は低ナトリウム血症という状態につながる可能性がある。

これは体内に流れる水が多すぎるため、血中ナトリウム値が危険なほど低くなったときに起こる。細胞を膨張させ、深刻な問題を起こし、生命にかかわる場合さえある。ボストンマラソンでは、参加者のおよそ13％が低ナトリウム血症になる。大会でランナーのために医療専門家たちが待機している理由はいろいろあるが、これも理由のひとつだ。

## 脱水症の応急処置と熱中症

脱水症の初期兆候には、激しい喉の渇き、めまい、衰弱、疲労、頭痛、皮膚の乾燥、ドライマウス、琥珀《こはく》色の尿または濃縮尿、あるいは尿量の減少といったものがある。さらに深刻な脱水症になると、尿閉（尿が出ないこと）、正常に立ったり歩いたりできないほどのめまい、低血圧、頻脈、発熱、眠気、錯乱、さらにはけいれん、ショック状態、昏睡につながる場合もある。このような症状があれば、緊急に治療を受ける必要がある。

脱水症となり嘔吐している人には、水をゆっくりと少しずつ飲ませるか、ジュースや電解質補給飲料で作ったポプシクルをしゃぶらせてみよう。果物をそのまま固めたような、ぜいたくなアイスキャンディーだ。脱水症だが嘔吐がない場合には、失われた水分を塩をひとつまみ加えた冷水でおき替えれば、速やかに効果が出る。さらに濡れたタオルで体を冷やしたり、水をスプレーボトルに入れ、肌に吹きかけたりしよう。緊急時には、スポーツドリンクやペディアライト（訳注／米国の電解質補給飲料）を飲ませること。脱水症もこのレベルになると、糖の摂取量など細かいことにこだわっている時間はない。水分補給が必須であり、しかも緊急性がある。

脱水症につながる3つの熱中症の病態は、熱けいれん、熱疲労、熱射病だ。熱けいれんとは痛みを伴う短時間の筋けいれんで、こむら返りとも呼ばれる。激しい運動によって失った電解質を適切に補充しないために起こる。これはふくらはぎ、太腿、腹部、肩で起こる。熱疲労は予防できるもので、症状には冷たい皮膚、大量の発汗、めまい、立ちくらみ、疲労、衰弱、頻脈、起立性低血圧、筋けいれん、吐き気、頭痛などがある。これは運動中に適切に水分補給し、ふさわしい薄着をし、外気温に注意し、暑さ指数が高いときは運動しないことで予防できる。熱疲労は治療しなければ、熱射病につながる可能性があり、そうなれば命を脅かす状態となるため、すぐに治療を始めなければならない。その明らかな兆候として、40℃以上の発熱がある。

## スポーツドリンクの嘘と真実

多くのスポーツ大会のスポンサー企業は、こんなふうに考えてもらいたくはないだろう。しかし、トラックを半時間走ったり、20分間ウエイトトレーニングを行ったりしたあとに**スポーツドリンクを買ってゴクゴク飲む必要はない**。ナトリウムを節約したりせず、新鮮な食品満載の食事を選んでいる人なら、標準レベルのエクササイズのあとにも、体が電解質バランスを維持してくれる。特別なスポーツドリンクでなくても、水をグラス1杯飲むだけで、喉の渇きを癒やし、体の貯水槽を満たすには十分だ。

1時間以上運動するなら、炭水化物と電解質（特にナトリウム）の形でグルコース（つまり燃料）を供給してくれる食べ物あるいは飲み物を取るとよい。

ダナは持久力を必要とするアスリートの患者には、着色料や砂糖が添加された飲料はすべて避け、代わりに次のような自家製スポーツドリンクを作るように助言している。

天然成分だけを混ぜ合わせたこの飲料を飲めば、電解質、水、炭水化物を補充できる。

・水あるいはココナッツジュース、240〜360㎖
・天然塩、ひとつまみ（海塩など）
・レモンあるいはライム果汁、ひとしぼり（15〜30㎖）
・ハチミツあるいはメイプルシロップ、小さじ1杯

## 運動前の水が脳と筋肉を守る

塩少々と極めて重要な電解質も加えた水分補給が、放課後の若いアスリートたちに欠かせない理由は、体を怪我から守るためだ。水分補給は単に水分を補うことという考えを根本的に見直し、**水分補給によって組織と細胞が衝撃から守られる**様子を想像してほしい。若いアスリートたちがさまざまなぶつかり合いに向かっていこうとするとき、恵みの水はエネルギーだけでなく、吸収性も与えてくれる。日中遅くの水分補給は、学校での残り数時間に脳を活発にするためだけではない。放課後にスポーツをする子どもたちにとって、水分補給には脳震盪を防ぎ、体の組織を保護する働きがあるのだ。

若いアスリートの脳震盪の発生頻度や、目立たないが後々まで残る影響を伝えて怖がらせたくはないから、直接、解決策へ進もう。水分補給は、筋肉と脳への衝撃を和らげる予防策として何

よりも先に行うべきことだ。さらに油、特にオメガ3脂肪酸と組み合わせれば、前もって体内防衛チームを送り込み、怪我や脳震盪を撃退する準備を整えることができる。オメガ3脂肪酸で脳を守り、脳震盪に対応できるという証拠は、今では数多くある。その研究は米国陸軍の主導で行われた。元米国陸軍医療隊隊長L・ルイス医師の報告によれば、あらかじめオメガ3脂肪酸を補給しておくと、外傷を受けても脳が守られ、回復が早い。

それを実現させるスポーツドリンクはいかがだろう？ 水分と電解質とオメガ3脂肪酸を一度に供給できるドリンクだ。私たちはそのためのクエンチレシピを作り、前述の書籍『BORN TO RUN』で有名になった古代からつづくタラウマラ族に敬意を表し、タラフィックスと名づけた（次のレシピ参照）。チアシードをエネルギー源にして走るタラウマラ族を思い出せば、クエンチ研究の原点に戻る。代替《だいたい》的な水分補給法は多くの文化に数多く見られる。水分補給に関していえば、砂漠の民たちは分かち合うべきものをたくさん持っている。

**タラフィックス（1人分）**

・水、360mℓ
・粉末チアシード（オメガ3脂肪酸）、小さじ1〜2杯分
・海塩または岩塩、ひとつまみ
・昆布茶、120mℓ

好みの味をつけるためなので、昆布茶はショウガでもよい。タラウマラ族は自家製の発酵させたトウモロコシビールにチアシードを混ぜた。私たちはその代用品として昆布茶を使う。ボトルに材料を入れたら蓋を閉めて、強く振るだけでできあがりだ。

## 砂漠の民の魚の代用品

オメガ3脂肪酸の含有量が一番多いのは魚だ。しかし魚が手に入らない部族はどうするのだろう？

砂漠の民は環境に適応するために進化し、種子、ナッツ類、特定の季節に湖で採れる藻類に含まれるALAを効率よくEPAとDHAに転換させられるようになった。砂漠の民の大部分が遊牧民であることを思い出してほしい。アフリカ中部の部族たちは、春になるとビクトリア湖周辺に集まってくる。人類学者の記録によれば、その大規模な季節の集まりで主に行われていたのは、結婚の取り決め、宴会、ダンス、祝い事といったものだった。ところが興味深い話もある。それは、宴会の合間に女性たちは湖から藻類を集め、乾燥させるときちんと包み、それを糧にして、やがてくる過酷な季節を乗り越えるというものだ。そこにはたしかに含まれている——藻類を使った食事にはオメガ3脂肪酸が入っているのだ。

私たちの場合、魚や市販のオキアミオイルからもオメガ3脂肪酸が取れる。オメガ3脂肪酸摂取の重要性は言葉で言い表せるものではないが、そうそう魚を食べないという声もある。ただわかってもらいたいのは、別の時代の人びとは長い距離を歩き、大きな手間をかけて食事からそれを摂取したことだ。

もしあなたが菜食主義者なら、ＡＬＡ（一般的にはアマニ、クルミ、チアシードから取る）を摂取するときには、ＡＬＡからＥＰＡとＤＨＡへの効率のよい変換を促すココナッツオイルと組み合わせてみてほしい。

## オフィスワーカーのための水分補給

ほとんどの人にとって、仕事は競技のようなもの。冷静さ、機敏さ、柔軟性を保ち、すぐに反応できる状態でいる姿は、まるでフィールドに出たアスリートだ。

職場環境が体から水分を奪うことはよく知られている。自分の一日をアスリートの一日だと考えることで、私たちが考えた新しい対策を残らず取り入れ、マイクロムーブメントを毎日の習慣にしよう。大企業も遅まきながら気づきつつある。ある大きな銀行は行員ひとりひとりのゴミ箱をなくした。それは懲罰ではなく、行員たちを立たせ、歩かせるためだ！

とはいっても、雇い主に会社を運動競技場にしてもらう必要などない。今のオフィス環境のまま、週末アスリートではなく、仕事日アスリートになればいい。ジムにいるかのようにマイクロムーブメントを行い、まめに立ち上がり、水分補給をすることだ。

## 薬をたくさん飲む高齢者は脱水に注意！

加齢に伴い、水分補給の影響は非常に目立ってくる。脱水症の専門家バリー・ポプキンによれば、口渇機構つまり**渇きを感じるメカニズムは年齢と共に減退し、それと同じ時期に筋肉の減少が起こる。**筋肉組織は特に大きな貯水槽のひとつであるため、貯水能力が衰える時期と、水を飲めという体が出す信号が衰える時期が重なることになる。これがダブルパンチとなり、繰り返す尿路感染症、胃腸障害、認知力の低下、混乱、疲労、平衡感覚の低下などが次々と起きる――しかし適切に水分補給すれば、どれも撃退できる。

そして避寒客たち――冬季に、あるいは永久に温暖な気候の土地へ移る高齢者たち――も暖かい気候の影響を受けやすく、脱水症になりやすい。

薬物療法も危険因子となり、特に高齢者は多くの薬を服用している。まさかと思うだろうが、この複数の薬を同時に使う状態には、「薬物併用」という名が付けられているのだ。

リー・フーパー、ダイアン・バン、スーザン・ホワイトロックは研究専門の看護師として、薬物併用が高齢者の脱水症に及ぼす影響を調べる調査を初めて行った。彼女たちが指摘したのは、介護者は患者が十分に水を飲んでいるか、絶えず気を配り、さらに飲むような対策を取る必要があることだ。患者の移動能力、トイレに間に合うかという不安など、状況を複雑にしているものには設備面の問題もある。また高齢者たちは体の自由が利かないため、飲み物を準備したり、取りに行けない場合もあれば、よくある嚥下《えんげ》の問題を抱えている場合もある。

対象が高齢者であれ誰であれ、水分補給量を2倍にするための笑ってしまうほど単純な方法がある。それはストローを1本ではなく2本にすること。ジーナは2本のストローをテープで留めることで、母親がひと吸いで飲む量を簡単に増やした。タピオカ入りミルクティーによく使われる大きめのストローも役に立つ。

この賢い研究専門看護師たちはある単純な計画を考え出した——それは朝食の終わりに、患者に1ℓあるいはおよそグラス4杯の水を飲ませるというものだ。朝食という社交の時間を引き延ばすと、患者たちはそれ以上に飲んだ。この看護師たちは一日の早い時間に患者たちに水をたっぷり与えたわけだが、私たちも同じことをクエンチプログラムで勧めている（第8章参照）。

彼女たちはこの重要な取り組みにより、水分補給と、パラメディック（特別救急医療士）介入件数の削減および入院の防止との関連性を証明することができた。

## ドクター・ダナの症例研究

ハーヴィーは74歳のファッションデザイナー。その年齢にしては驚くほどエネルギッシュで活動的だ。その勢いに水を差しているのは、首の変形性関節症だけだ。首の手術を受けたのは15年以上前だが、今もその痛みに悩まされている。これまでに整形外科医、カイロプラクター、理学療法士、鍼療法士、マッサージ療法士の診察を受けてきた。ほとんど定期的にイブプロフェンを飲んで痛みを押しやり、一日を切り抜けている。

さらに1年前に内視鏡検査を受けたところ、食道裂孔ヘルニアが見つかり、オメプラゾール——プロトンポンプ阻害薬——を処方された。毎日きちんとその薬を飲み、効果はあったものの、不快などろりとした痰が出るだけでなく、口に苦みも感じている。また胸に圧迫感があり、心臓専門医の診察を受けたが、検査結果はすべて正常だった。

市販の鎮痛剤と吸入器の他に、心臓病の病歴がないにもかかわらず、エゼミチブ（コレステロール降下剤）も服用していた。コレステロール値が「高境界値」だったため、担当医が予防処置として何年も前から処方していたのだ。

病歴を調べたあと、いつもの食事についてたずねると、次のようなものだった。

朝食——コーヒー。平日は朝食抜き。週末はグラノーラとヨーグルトか卵。

昼食——サラダ。グリルチキンを追加するときもある。市販の甘いアイスティー。

夕食——サケと野菜と水。デザートは滅多に食べない。

水は十分飲んでいると思うかとたずねた。「十分ではないでしょうね」と彼女は答えた。

「水を飲みすぎたら、一日中、トイレ通いをしなくてはならなくなるもの！」

「最初の取り組みとして、上手に水分を補給してもらいたいのです」と私はいった。「必要のない薬をやめて、よりよい食事をしましょう」

オメプラゾールのような非常に穏やかな薬でさえ、関節痛や胃酸の逆流などの副作用が起こり得ることを伝え、それが現在の痛みと疲労を起こしている可能性を説明すると、彼女は薬をやめたいといった。

最初の血液検査の結果を待つ間に、ハーヴィーにクエンチ活性化プログラムを始めさせた。食事には特に問題はなかったが、少しだけ簡単な微調整をさせた。毎食前にグラス1杯の水を飲む必要があり、さらに朝にはかなりの努力が要った。朝食を抜く代わりに、スムージーと、大きめのグラスに入れた水にレモン果汁と海塩をひとつまみ加えたもので一日を始める必要があったからだ。そのアドバイスを聞いたハーヴィーは愕然とした。「ずっと塩は体に悪いと思って、徹底的に避けてきたのに！」

そこで私は説明した。「ミネラルたっぷりの海塩のようなよい塩は、精製された食卓塩とは別物です。食卓塩は、凍りついた私道にまくにはちょうどよいけれど」

食事量が非常に少ないと感じたため、追加の水分補給として午後のスムージーを加えたところ、彼女はそれを上手に取り入れた。

首に痛みがあったため、マイクロムーブメントも加えた。第8章で説明する「顎を胸に当てる」と「全身のストレッチ」など、朝のストレッチをベッドに横になった状態で行わせた。さらに一日を通して簡単なストレッチをさせた。具体的には、エレベーターに乗るたびに首を軽く縦に振る運動や、両肩を上げる簡単な運動だ。

3週間後、ハーヴィーが診療所に戻ってきた。彼女は魅力にあふれ、目が輝いていた。

「この10年、これほど気分がよかったことはないわ。こわばりも随分よくなって」

「どの程度よくなりました？」

「80%かな。まだ毎朝タイレノール(頭痛薬)がいるけれど、オメプラゾールはもう2週間飲んでいない。胃酸の逆流も起きない。口の苦みも、どろどろした痰も消えたわ!」

血液検査の結果はすべて正常だが、ビタミンDの値は少し低めで、総コレステロール値は160——正常値をかなり下回っていた。長期のクエンチプログラムが彼女に効いたことを確認でき、私はとてもうれしかった。彼女も心から同意した。

ハーヴィーの半年後の診察までに、クエンチプログラムはすでに日課になっていた。薬をやめた今、コレステロール値は190まで戻っていた——それでも正常値だ。彼女は毎朝、自分と夫のためにスムージーを作っている。肩と首は驚くほどよくなり、動く範囲も格段に広くなった。痛みにはタイレノールを使っているものの、毎日ではない。また今ではアパートメントの3階までは階段を使い、朝とエレベーター内で首の運動をつづけているという。食品と体を動かすことで賢く水分補給した彼女は、体の水分を増やして痛みを軽くし、薬も減らした。さらにどういうわけか口のあの嫌な味も消えた。

私の推測では、水分の多い食品と水を取りながら、同時に体を動かし、上手に賢く水分補給したことで、肩や腕、首の関節と筋肉が動かしやすくなり、痛みが著しく軽くなったのだろう。結果として、彼女はこの栄養補給と生活様式の変更を長くつづけている。

## ローズは古来の「食べる水」

ローズの治癒力を利用する伝統は世界中に存在する。ローズは元々は薬として栽培され、その美しさはおまけにすぎない。ペルシャからインドにいたる古代のレシピに書かれていたのは、ペクチンを多く含む花びらから作る甘いジャムやゼリーだ。**ローズの水分補給効果は実際に活用され、熱射病や疲労、主に脱水症を原因とする頭痛、筋肉痛、ドライアイ、めまい、ブレインフォグといったあらゆる症状を対象とした。**インド亜大陸ではガルカンドと呼ばれ、伝統的な食料貯蔵室にはたいていおかれている。ダマスクローズと呼ばれることの多いローザ・ダーマシーナは、解毒作用と記憶を助ける作用のためによく利用された。中世初期までに、アポテカリーローズ、別名ロサ・ガリカがどの薬草の写本にも記載され、どの薬草園の植物目録にも記録された。ローズティーが普及し、人びとに好まれたが、水分補給力を活用するには、吸収力のあるペクチンの利用が勧められた。

イランの都市カーシャーンにいた古代ペルシャ人は、病気の治療にローズゼリーを使っていた。そのゼリーはペクチンを多く含むローズの花びらから作られ、体の組織の水分保持に役立った。古代ペルシャの医師たちは、特に高齢者にローズペタル（バラの花びら）ジャムを使い、舌の下に含ませ、ペクチンの水分補給力と中に閉じ込められた薬効の両方を、できるだけ穏やかに放出させた。ローズゼリーは、消化管の内側を覆う粘膜を治すことで特に知られていた。粘液の生成には水分補給が必要となる。実際、ペルシャでは、ローズは薬物治療用の植物と共に薬草園で育てられていた。その永遠の美しさのために、薬としての役割は忘れられてしまった。

とはいえ、今では現代科学によりローズの花びらの薬用成分の実験が行われ、**細菌が新鮮な口**

**ーズの花びらと接触すると、5分以内に死滅する**ことが明らかになった。ローズには、抗菌作用、抗酸化作用、リラックス効果など、有益な特性がいくつかあることがわかってきている。

## マルメロの実で水分補給

マルメロの実は水分を与える果実としてよく知られている。ペースト状でゲルに似た粘度をもち、世界中で栽培されてきた。

原産地トルコからイベリア半島を伝わり、14世紀までに英国に到達し、さらにアメリカ大陸へも広がっていった。チリの伝統的な村では、高齢の親を介護する女性たちが、甘くしたマルメロの実のペーストを毎日与えては、幼い子どもの面倒を見てくれる高齢者を喜ばせたものだ。このペーストは舌の上で溶けやすいように、細長いメダル形にされた。さらにこのメダルは死への旅を楽にするために与える、最後の食べ物でもあった。

ペースト圧搾機あるいは小さな木製乳棒には、別れのときの祝福の言葉が美しく刻まれ、それがメダルに打ち出された。この習慣はさまざまな形で受け継がれ、アルゼンチンでは水分を取りにくい入院患者には、今も水分補給のためにマルメロの実のジャムが与えられている。

私たちは大切な人たちに囲まれている――彼らもきちんと水分を取り、健康であることを確認しよう！　彼らに適切に水分補給させる方法をクエンチプログラムで教える。

# 第7章

# 「乾かない人」は老化しない
## ――肌・姿勢・睡眠と水の関係

私は水を描く――美しい青い水を。

――クロード・モネ

私たちはアンチエイジングという言葉が嫌いだ。なぜならエイジングこそ、私たちが求めているものだから。実はエイジングとは、いっそう自分らしくなっていくこと。それは絶え間なく成長し、広がり、深みを増していくことで、それが新たな段階の知恵へと人を導き、人生を乗り切る能力そのものを左右する。人は長い間に必然的に経験を重ね、災難もあれば喜びもある人生の物語と、なによりもそこから得られる知恵を自分のものにしていく。人はそういった教訓から得たもの、そしてそれを自分のものにした過程を噛みしめる。それこそがエイジングなのだから、その擁護者になろう。大切なのはアンチエイジング法ではなく、上手なエイジングだ。簡単にいえば、**上手なエイジング法とは「乾燥させないこと」**。

年齢を重ねても元気な人、活気にあふれ、機敏で軽快な人でありつづけることこそ、本書の目的地だ。もちろん水分補給にはエイジングに対する若返り効果がある。萎《しお》れた植物に水をやったときを思い出してほしい。水分補給の新しい科学は、水分摂取とエネルギー摂取を同一視する。本書ではその理由を科学的に伝えてきた。水分補給は最大の効果をもたらす最善の方法だ。しかしその目的は、私たちにいわせればアンチエイジングではなく、長生きし、活気にあふれた日々を過ごすことだ。誰もが望む長生きとは、生き生きと生活すること。きびきびとし、鋭敏で、体の各部のつながりがよい状態。内なる水が体内の要素をうまく統合してくれる。見事なものだ！

体内の水分状態がよくなければ、どんな美容クリーム、保湿剤、美容液、美容カプセルを使っても、ほとんど体に取り込まれない。そういった製品は重要なものだが、最も重要な役目はすでに体内にある水分を保持すること。エステティシャンなら誰でも、水分補給と美しい肌は内側から始まることを理解し、優秀なエステティシャンなら、まずそのことをアドバイスする。水は知恵と調和するのだから。

## 水分補給と肌

**最大の臓器である皮膚は大切な臓器を環境の攻撃から守っているが、最も重要な目的は体内に水を保持すること。**こういうと皮膚は防御を担当していると思うかもしれない。けれども、実は最大の役割は攻撃であり、不要な物質を毛穴から放り投げること。意外かもしれないが、それこそ毛穴の役割だ。だからこそ皮膚は水分補給にかかわる主要な臓器であり、水分の保持とゴミの排除の両方を行っている。水を流し出すことも、水を飲んで取り込むことと変わらず重要だ。1平方インチ（約6・5㎠）の皮膚にはおよそ1000個の毛穴が存在し、そこから汗を出す。

皮膚の毛穴は、その機能を効果的に果たすために補助手段も使う。そのうち最もよい手段は発汗だ。これまで、主に冷却機構としてのスポーツの汗について説明してきた。しかしここでは、皮膚の健康だけでなく、体全体の水分補給のための、治療面から見た汗について話す。それでは汗の説明に取りかかろう。

## 美容のために汗をかき、水分を流し出す

汗は体の廃棄物を、脂や脂溶性化学物質の状態から水溶性化学物質に変換したのち、毛穴から流し出す。筋膜、血液循環、リンパ循環と同じく、皮膚も水分補給において中心的な役割を果たしている。カナダのアルバータ大学のスティーヴン・ジーニアス博士は、汗が廃棄物除去システムであることを立証する研究をいくつか発表してきた。具体的には、汗をかけば、水銀、鉛、カドミウムなどの重金属、ビスフェノールA、フタル酸塩（訳注／どちらも環境ホルモンの疑いのある化学物質）など化学毒物の除去を促すことができる。

汗のペーハーは、毛穴の細菌の生息、ニキビの発生を防ぐと考えられるため、汗には殺菌作用があるのかもしれない。軽い発汗から適度な発汗も毛穴を開かせ、毛穴を詰まらせる脂や汚れを取り除く。だが、汗に含まれる汚れや毒素は皮膚に再吸収されることはないため、汗をかいたら

すぐ皮膚を清潔にすべきだ。**皮膚は内側と外側の両方から手当てし、再生させる必要がある。**現在では、スキンケアは体の外側と内側から行うべきことが理解されている。

## ドクター・ダナの症例研究

「ダナ先生、大学生になるんで、きれいになりたいんです！」

18歳の学生イレーネは、やはり私の患者である母親と健康診断にやってきた。彼女は成績がオールAの学生で、秋にはアイビーリーグの大学に入学予定だった。典型的なティーンエイジャーである彼女は、容姿をひどく気にし、ニキビと体重と格闘してきた。大学が始まる前になんとかしてほしいと必死だった。その不安が過敏性腸症候群につながったらしく、腹痛がひどく、便秘と下痢を交互に繰り返していた。腹痛は今に始まったことではなかった——母親によれば、幼い頃によく起こし、赤ん坊の頃には夜泣きをした。

私はまず食事についてたずねた。

「ベジタリアンよ」という答え。ところがくわしくたずねてみると、パスタやパン、チーズなどの乳製品をたくさん食べていることがわかった。

乳製品は炎症や消化の問題を起こすことがあるため、私は3週間食べないようにいった。乳製品代替品のリストを渡し、今食べている単炭水化物を、キノアや玄米などの精白していない穀物に切り替えるよう求めた。また、魚を食べ、オメガ3脂肪酸値を上げるようにいった。その数値が低いと疑ったのだが、検査結果を待つ必要があった。うれしいことに、きれいな肌になりたい彼女は魚を食べることに意欲的だった。淡泊な白身魚（シタビラメなど）の簡単な魚料理を教えると、好きなエビや貝類も加えて料理すると約束した。私は5日間のクエンチプランも教えた。

2週間後に戻ってきたとき、彼女の肌の状態は驚くほどよくなり、ニキビはひとつもなく、腹痛も消え、規則正しく排便できていた。血液検査の結果は、脂肪酸値以外、すべて正常だった。私の推測どおりオメガ3脂肪酸値は低かった。しかし上手に魚の摂取量を増やし、メニューにサケも加えていた。

私たちは成果が出たことにとても喜んだものの、すぐに別の問題が持ち上がった。大学でもこの食生活をつづけるには、どうすればいいのだろう？

間近に迫った大学生活をどう乗り切るのか、私たちは徹底的に話し合った。自分の健康に熱心に取り組んでいた彼女は、大学の住居部門に、自分の部屋にブレンダーと小型冷蔵庫を持ち込めるかどうかをたずねた。また大学近くの農産物直売所の場所も調べ、もちろんクエンチプランのプリントアウトを持って行った。彼女は今も心身共に健康で、肌も美しく、オールAを取りつづけている。

## 風呂とサウナの人類学

世界中のどの文化にも、汗をかき、水分を排出することで、体を浄化、回復、活性化させる方法がある。古代小アジアではトルコ風呂という有名な蒸し風呂が生まれ、古代ローマ人は市民生活の中心に「公衆浴場」を建て、ロシア人は「バーニャ」で寛《くつろ》いだ。日本には伝統的に熱い風呂で汗を流す習慣があり、健康と美容のために「温泉」に入る。それぞれの文化に入浴は不可欠なもので、地域の神聖な行事の際に、人びとが健康と精神の高揚を求めて集まる場所だった。アメリカ先住民が利用したのはスウェットロッジ。マンハッタン島のデラウェア族が作ったスウェットロッジは耐久性のあるチューリップツリーの木材を使ったが、その内部樹皮は蒸気の中で治癒効果のある樹脂を放出した。インカ人のスウェットロッジの伝統には、植物を利用した薬風呂があった。

発汗による健康について、臨床的に入念に研究されたもののひとつに、かの有名なフィンランドのサウナがある。サウナの健康効果にくわしい生物医学者で Found My Fitness 創設者のロンダ・パトリック医師が最近、明らかにしたのは、**熱が体に与えるよい効果は、細胞内の熱ショックたんぱく質を刺激することによってもたらされることだ。**

また、北方気候の文化で広く記録に残されているのが、熱いサウナのあとに冷水や雪の中に飛び込む習慣だ。そうすることで、人びとを冬の環境に順応させていたのだ。たしかに「安全地帯」から飛び出すことは、細胞レベルの回復力をもたらす。

## 赤外線で皮膚が潤う

水分補給とスキンケアについて書いた本は多いが、ここでは新たに生まれた水分子の科学について話すことにする。

赤外線ランプを皮膚に当てると水分補給効果があることは臨床的に証明されている。光波が体内のゲル水を活性化させると考えれば、これは納得できる。ポラック博士の研究が明らかにしたように、赤外線はＥＺ水を生成するものの中でも一番強力なものだ。赤外線を当てれば当てるほど、ゲル水ができる。皮膚の外観に見てわかるほどの改善があるはずだ。

単純な赤外線電球による改善は測定でき、実際に測定された。ドイツで光生物学を研究しているアレクサンダー・ブンシュ博士と彼のチームが２０１４年に行った研究で、治療に赤外線を利用したところ、患者たちは皮膚の色が著しく改善したのを実感した。このドイツの研究では、皮膚の上と下の両方で非常に精密な測定を行い、超音波検査によってコラーゲン密度も測定した。この検査では、皮膚そのものの著しい改善だけでなく、数値として表れるほど真皮コラーゲンが増加したことが確認された。さらに赤外線による皮膚の若返りの安全性も確認された。光の下に座るだけでこんな効果が得られるのだ。

私たちにとって、これは光と水だけで皮膚が若返ることを意味する。私たちはずっと若さの源泉を探し求めてきた。それは水と光なのだろうか？

## ドクター・ダナの症例研究

45歳のヨガインストラクター、デニスは健康そのもので、野菜中心の食事もすばらしいものだ。彼女は20代で発病した甲状腺疾患、橋本病の治療のために私の診療所へやってきた。病気を抑えるためにつねに注意を払ってきた彼女は、いつもどおり、体調はよいといい、不満をもらすこともなかった。デニスはクエンチプログラムの典型的な候補者ではなかったが、やってもらうことにした。彼女が適切に水分補給しているとは思えなかった——たいていの人がしていない——ことと、よりよい健康状態へ導けるかどうか知りたかったからだ。

数週間後、彼女はメールで体調を知らせてくれた。水分摂取量を増やしてから、信じられないほど調子がよくなっていた。「肌が輝いているんです！」。彼女は、自分の日中の水分摂取量が足りないことには気づいていた。「水分補給など取るに足りないことのように思えて」と彼女は書いていた。「でもほんの少し習慣を変えるだけで、信じられないような結果が出たことに仰天するばかりです」

メールの最後には、水分摂取量を増やしたため、ヨガの練習が「最高のもの」になった、とあった。もちろん彼女は生徒たちに自分が学んだことを伝えた。すばらしい恩送りだ！

## 睡眠中の解毒作用を高める

美容と睡眠は関連している――「きれいになるにはよく眠ること」という言い回しを数えきれないほど聞いてきただろう。こういわれる理由が新たに見つかった。**それは睡眠中の解毒作用だ。**

ロチェスター大学（ニューヨーク州）医療センターのメイケン・ニーダーガード博士と彼女の同僚たちは、特殊な脳細胞に隠された完全な排水システムを発見し、科学者たちに衝撃を与えた。このシステムの働きはリンパ系と似ているが、排出するのは脳の廃棄物だけだ。彼らはそれをグリンパティックシステムと名づけた。これは重要な新発見だ。システムが機能するのは夜間、睡眠中で、体液の流れを60％増加させるなど、まるで夜勤の清掃係のようだ。脳に「思考の往来」がないため、堆積物を流し出すには最適な時間らしい。ニーダーガード博士はこう話している。「脳がグリンパティックシステムを活性化させ、廃棄物を一掃する方法と時間を正確に理解できれば、もしかするとシステムをもっと効率よく機能させる重要な第一歩となる」

とはいえ、この体液の流れと循環はすべて体の水分状態のレベルによって決まる。水分補給の話に、横たわり、眼を閉じ、眠りにつくことが含まれるとは、誰が思っただろう？

## マッサージが体を潤す

人類史上、人間がマッサージを利用しなかったときはない。マッサージ療法は人間の歴史より古い。**霊長類もマッサージをする。**当然ながら、マッサージには実にさまざまな伝統がある。つまり世界中の多くの文化で、一日が終わると、自分自身をマッサージしたり、誰かと互いにマッサージし合ったりしていたのだ。それはその日の仕事に対するごほうびだった。この古い健康習慣をやめるべきではない。

### マッサージが水分補給を促す理由

何にでも効くマッサージの第1の目的は、体内の液体を移動させること。マッサージが循環器系内の血液を移動させることは昔から知られていた。ところが新たな筋膜の研究により、マッサージは水分も移動させることが明らかになった。第3章で紹介したジャン゠クロード・ギンバトゥー博士の研究を思い出してほしい。博士は水滴が筋膜のネットワークに沿って移動する様子を映し出した。手でマッサージすることで、血液系やリンパ系だけでなく、筋膜を介した水分補給の速度も増す。つまりマッサージは一度に多くのシステムに効果をもたらす。リンパマッサージや顔のマッサージといった専門化したマッサージは、文字どおり老廃物を移動させたのち、すばやく排出させる。

## マッサージの効果

人は経験上、マッサージに治療効果があることを理解している。60億ドル産業であることが、その効果を雄弁に物語っている。乳がん患者の免疫力を改善させることが明らかになったため、メモリアル・スローン・ケタリングがんセンターでは、マッサージをがん治療のひとつとして提供しているほどだ。けれども医学雑誌を調べても、マッサージ療法に関する正式な研究は驚くほど少ない。

マッサージを受けた人にたずねれば誰もがその効果にはっきり気づいている。肌が輝き、痛みが軽くなり、怒りや不安も小さくなり、活力がわいてくる。マッサージによって、体にそれは多くのことが起きる。全身の液体が移動することに加え、コラーゲンたんぱく質が刺激されてさらに生成され、弛緩反応が始まり（すでにご存じだろう）、凝りが消え、呼吸が深くなるだろう！

## セルフマッサージ

プロの療法士からマッサージを受ける必要はない。セルフマッサージでも効果があるからだ。圧力をかければ、液体を移動させ、組織を伸ばし、そこにある細胞を活性化させることで機能させ、体が最適な状態でいられるようにしてくれる。これでテレビを観ながら、脚をマッサージする気になったことだろう。セルフマッサージのすばらしいところは、正しく評価されていない自分の体にお返しできることだ。「時間を取って座り、ただ自分自身に集中できる」と述べているのは、ニューヨーク市にあるコンプリート・ウエルネスのマッサージ療法士マサエ・シモモトだ。セルフマッサージをやってみるなら、まず指、手、足から始めることを彼女は勧める。アジアのいたる所にそのようなセルフマッサージがいろいろあり、どれも大昔から伝わる技術だ。クエンチプログラムを始めた人たちは、気がつけば、絶えず自分の体をマッサージしていた。仕事中にも手と指のマッサージができる。

## セルフマッサージとしての「動き」

筋膜の働きと細胞の活性化について読んできたのだから、体の外側から自分の手で起こす動きであれ、内側からのセルフストレッチが起こす動きであれ、あらゆる「動き」をひとつのセルフマッサージ、あるいは細胞のマッサージとして捉え直すことができるだろう。一日中セルフストレッチを行っていれば、液体の流動性だけでなく、脳の機能、細胞の機能、全身の活力も新しいレベルに到達できる。

## 大昔から伝わるスキンケアの復習

ドライ・ブラッシングの歴史は人類の歴史と同じくらい古い。葉、花、つぶした小枝（そこから最初のブラシが生まれた）、海草、砂、粘土、小石、布で皮膚を擦ることは、直立歩行により両手が自由になった時代からずっと自然なスキンケアだった。こういった技術はどの文化にも存在し、儀式や再生とつながることが多いが、それも当然だろう。新しい考え方では、体を擦ることは、皮膚コラーゲンの生成を刺激し、古い皮膚を剝離させ、新しい細胞を表に出し、液体を移動させ、廃棄物の排出を早めるといった多くのレベルで効果がある。シャワーで蛇口をひねる前の時間は、ドライ・ブラッシングにぴったりだ。

## 顔のマッサージ

顔の皮膚をマッサージしたり、ストレッチさせたりすると老化が進む、あるいは早くたるむのではないかと心配しているかもしれない。ところが私たちはまったく逆のことを発見した。**細胞は圧力を受けるとコラーゲンを生成する。**コラーゲンとは皮膚の基礎構造であることを考えれば、皮膚は文字どおり触れられると再生するのだ。大昔から伝わる顔のマッサージは非常に魅力的な治療法であり、それには大きな効果がある。

『Beautiful on Raw(そのままで美しい)』の著者であり、肌とエイジングの専門家であるトーニャ・ザヴァスタは、ロシアに古くから伝わる顔のマッサージとスキンケアを改良し、顔のドライ・ブラッシングなど、多くの人にとって斬新なアイデアを薦めている。しかし、実際に行うときには、体のドライ・ブラッシングに使用するものより軟らかいブラシを使い、小さな円を描くようにブラッシングするように注意している。

北部インドの伝統では顔をドライ・ブラッシングせず、オイルでマッサージしながら、指で押したり、軽く叩いたりする。

動きの美しさでよく知られ、持久力と長寿につながる気功は、中国のあらゆる地域で、毎朝一番に高齢者たちが公園に大勢集まって行っている。あまり知られていないが、彼らには顔のマッサージの才能もあり、全身の動きが自然に発展したものと考えられる。ただ自分の顔と首を手の甲でさっと擦るだけではあっても、それなしに彼らの一日は始まらない。

## 正しい姿勢が体の水分補給を促す

**バランスの取れた状態で立っていれば、それだけで一連のマイクロムーブメントを行っていることになる。**よい姿勢は動的なもの。姿勢を、風に揺れる旋回橋のように、わずかに集中し、かつリラックスした動きをしながら、動的に立っていることと捉え直してほしい。この平衡概念は姿勢に対するまったく新しい理解であり、マイクロムーブメントを調整すれば、この概念がいっそう水分補給と結びつく。よい姿勢は筋膜組織と血液循環の両方を介して液体の流れを増やすだけでなく、肺を開かせることで呼吸をより深くし、消化器系全体から圧力を取り除く。一日を通し、背筋と姿勢をチェックしよう。背中を丸めているなら、それを意識し、第8章で紹介するマイクロムーブメントで修正しよう。

コンプリート・ウエルネスの臨床部長ダニエル・フェンスター博士は、30年以上の経験を持つ臨床医であり、姿勢に関する本を近く出版する予定だ。彼はこう述べている。「姿勢が大切なことは誰でも知っている――母親からそういわれたからね！　しかし姿勢はなぜ大切なのだろう？そして水分補給はなぜ大切なのだろう？　よい姿勢、つまりバランスが取れていれば、体のすべてがうまく機能するからだ。さらに筋肉組織にかかるストレスが小さいほど、正常な水分状態を保持できる」。職場のデスクに前かがみになる、つねにメールを打っているという現代の問題が体のバランスを乱し、脱水症を起こしているという私たちの意見に彼も賛成している。

やはり姿勢の専門家で整骨療法医、筋膜療法であるＥＬＤＯＡメソッドの創始者であるガイ・ヴォイヤー博士も、体の水分状態に対する脊椎のバランスの重要性を調べている。バランスが取れてなければ、脊椎の「椎間板から水分が失われ（脱水状態）、静水圧（浸透圧）を失う」と彼はいう。簡単にいえば、体の水分状態がよくても、浸透圧がなければ、必要な部位に液体を取り込むのが今以上にむずかしくなる。だからこそ、姿勢は非常に重要な水分補給法なのだ。

しかしこれは、**姿勢によって最適な水分状態を回復できる**ということでもある。「１インチ（約２・５㎝）前かがみになるたびに、脊椎にかかる頭の重みが10ポンド（約４・５㎏）増える」。前かがみになるたびに重くなる頭を支えるだけでなく、脳への髄液の通り道が強く圧迫されるため、その機能が低下してしまうのだ。

すばやく完璧な姿勢を手に入れる方法として私たちが気に入っているのは、１９７０年代にピート・エゴスキューが開発したエゴスキュー・メソッドだ。彼の姿勢療法は綿密だが非常に短いパターンにより、よい姿勢を再認識させるものだ。私たちが気に入っている理由は、この技術が水分補給とリンパ系の排液との関係を理解していることと、ただ仰向けになり、両足を椅子に載せるだけという姿勢プログラムだからだ。これこそ私たちのエクササイズ！　夜、ベッドで本を読みながら、枕を利用して行うこともできる。そしてこれを行いながら、マイクロムーブメントもいくつか行おう。

## 姿勢でホルモンバランスが変わる

社会心理学者エイミー・カディは、2012年のTEDトーク「ボディランゲージが人を作る」で、姿勢が本人とそれを見た人たちに与える影響について科学的に語り、多くの人の意識を変えた。彼女が取り上げたのは、「力強い姿勢」がストレスホルモンを低下させるかどうかを調べた実験のことだ。学生たちの唾液を検査し、力を感じさせる姿勢で2分間立つと、数あるホルモンの中でもコルチゾール（ストレスを受けると分泌量が増える）が減るかどうかを調べた。すると2分後、コルチゾールは15～25%低下していた。つまり**姿勢を変えるだけでホルモンが変わり、それが脳に自信と安心感を抱かせるのだ。**

このように、姿勢はさまざまなレベルから水分補給を促す方法となる。「お行儀がいいわね」と母親を喜ばすためだけのものではない！

ここで視覚的イメージを思い浮かべ、頭と脊椎のバランスを取りやすくしよう。**自分の頭を棒の先に結びつけた風船で、なんの制限もなく揺れていると想像**してほしい。まずはこのイメージから始めるとよい。さらに臀部から肋骨《ろっこつ》までの空間を引き伸ばすこともよい姿勢につながり、余談だがウエストラインを引き締める効果もある。

人類学的な観点から見れば、美しさの認識には立ち方も含まれる。女性でも男性でも、背筋を真っすぐ伸ばして立つ人は、世界のどこでも魅力があるとされ、リーダーとして認められる。

## 歩くマイクロムーブメント

背筋を伸ばして立つことを説明してきたが、道を歩いているときはどうだろう？ **よい姿勢は歩きながら身につけるのが一番だ。**バランスの取れた姿勢で歩くことは動的なものであり、息を止めて一瞬だけ行うものではない。よい姿勢になるための、また別の早道を考えたのは、Tタップの創始者であり、『Fit and Fabulous in 15 Minutes（15分でスリムになる）』の著者テレサ・タップだ。彼女はキャリアの初期に、小さな動きには10倍の効果があることに気づいた。彼女が気づいたもうひとつのことは、誰もが間違ったスタート地点からよい姿勢を手に入れようとしていることだ。「胸を突き出さないこと」と彼女は訴える。「肋骨を持ち上げれば、すぐさま背筋がかかわっていることが感じ取れるでしょう」。その背筋は歩行中に脊椎を支えるように作られている。

それだけでなく、『感じる力でからだが変わる　新しい姿勢のルール』の著者メアリー・ボンドは、姿勢と認知機能の増進、注意力と集中力の向上の間に関連があるという。こういった動的なよい姿勢は体内の老廃物の自然な排出につながるのだから、思考にもよい影響を与えないわけがない。

## ３００の動き

鍼療法士のエスター・ゴーカレーは、文化人類学の観点に立った姿勢の調査でよく知られている。彼女は世界中の人びとの伝統を調べたのち、赤ん坊のバランスの取り方に目を向けた。解剖学的に見れば、人間は３００種類以上のさまざまな動きができるが、現代の文化では、成人に達する頃には、およそ30種類まで減っている。これは意外なだけでなく、痛みにもつながる。特によく起こるのが腰痛だ。ゴーカレーの著書『8 Steps to a Pain-Free Back（腰痛を治すための8つのステップ）』では、現代生活の限界に取り組み、デスクと車、そしてほとんど動かない生活によって失っているものを取り戻させてくれる。

## ストレスを水で薄める！

インスティテュート・オブ・インテグラル・キゴン・アンド・タイチーの創設者であり、影響力のある本『The Healer Within（内なるヒーラー）』の著者でもあるロジャー・ヤーンケ博士は、東洋の健康法とストレス管理法を西洋に伝えようと辛抱強く主張してきた。彼が伝える古代アジアの技術は、脱水症を招くストレス信号、神経化学物質、ホルモンを押しとどめる。そして一日に何度となくストレスと緊張の度合いを下げることを忘れなければ、神経伝達物質を変化させることで体の生化学的な状態が変わる。帰宅して重荷を下ろすまで待ったりせず、マイクロムーブメントのようにマイクロ瞑想をしたり、ふたつを同時に行ったりしよう。顎で円を描き、頭を回すのは、短い瞑想状態に入るよい方法だ。一日を通して意識的にストレスと緊張を取り除くように気をつければ、体に溜まった重荷を手放せる。なにかを飲むたびに首を動かして、こまめに少しずつストレスを捨てていっても効果がある。

私たちはつねに大きなストレスを感じる文化に生きている——交通渋滞、無理のある締め切り、邪魔、オンラインパスワードなど、現代生活の苛立ちが積み重なっていく。ストレスに曝されれば、コルチゾールなどストレスホルモンの値が上がる。そして、知っているだろうか？　そういった**ストレスホルモンはあらゆる体液の中に存在する**——血液や唾液で測定できるのだ。そしてそういったホルモンが長時間存在すれば、高血圧や体重の増加、免疫機能の低下が起こり、体にダメージを与える可能性がある。しかし効果の高い水分補給を行えば、そういった化学物質を薄められる。真面目な話だ。分子レベルでは体の99％が水であることを思い出せば、不安に「浸る」必要はない。その代わり、水と瞑想を利用してストレスホルモンを薄めよう。

## 水に沈む瞑想

ロジャー・ヤーンケ博士は東洋と西洋の健康法を融合させるという非凡な先見性の持ち主だ。ストレス除去法を世界中の病院や地域社会に取り入れる活動のリーダーでもある。著書『The

Healer Within（内なるヒーラー）』では体の動きと瞑想を結びつけている。ここでは、ヤーン ケ博士の「呼吸を思い出す」瞑想に手を加え、さらに私たち独自の「水」の工夫を加えることで水分補給につなげたものを紹介する。

座位あるいは立位になり、快適な範囲内で体をまっすぐ伸ばす。誰かに糸で引き上げられているかのように脊髄が一直線に伸び、頭蓋後部に入っていくと感じるまで頭と顎を上げる。ひとつ深呼吸をしよう。目を閉じ、背中を丸めているときより肺が自由になるため、よりいっそう深い呼吸ができるだろう。自分がプールあるいは湖、海など、水中に首まで浸かって立っていると想像しよう。その呼吸をしながら、水面下にゆっくりと沈んでいく自分を思い描く。沈むにつれて世界が離れていき、ただそこにいるのは自分と呼吸と冷たい静けさだけだと想像する。そのあと、好きなように息を吐く。

この瞑想は深呼吸1回の短さで行えるだけでなく、一日を通し、ひとつの仕事から次の仕事へと移る際に、「自分を消す」こともできる。この単純な「ひと呼吸法」により、不安のループから抜け出し、自律神経系を回復させることができる。ひと呼吸には驚くべきことができ、もしかすると「その場所」に長く留まりたいと思うかもしれない。深呼吸が肺に水蒸気を取り入れることも思い出そう。

## 美容によい「ゲル水」のレシピ

水のボトルを持ち歩く習慣があるなら、水分補給効果の高いものにしたい。美容によい水のレシピは簡単で、ブレンダーを使う必要もなく、普通の水のボトルにより多くのゲル水を取り込むことができる。水のボトル中のゲル水を増やすには、あらゆる植物が役に立つ。ベリー類や柑橘類、キュウリ、ハーブの小枝などのフレーバーを水に加えれば、水分保持に必要な水が飲みやすくなる。自分好みのフレーバーを見つけやすくするために水に加える材料は一度にひとつずつ試すことを勧める。複数の材料を組み合わせるのはそのあとでよい。次の材料のひとつを480㎖の水に加えよう。よくかき混ぜること。

・ザクロ粉末、小さじ半分、あるいはザクロ濃縮飲料、小さじ1杯
・ローズペタルジャム、小さじ1杯
・ハチミツ、小さじ1杯と、バジル、ローズマリーまたはタイムの小枝、1本
・ゴジベリー（訳注／クコの実）、10粒
・ブルーベリー、ラズベリーなどのベリー類（生あるいは冷凍）、10粒
・ベリー類を入れた水にバルサミコ酢、少量
・粉末ターメリック、小さじ半分と、メイプルシロップ、小さじ1杯
・ショウガ、好みに応じて半インチ～1インチ（約2・5㎝）分、小さい角切りにする。
・ビーツ粉末、小さじ半分

ザクロには強力な抗酸化物質、ビタミン、ミネラルがたっぷり入っている。それだけでなく種から取れるオイルには、抗炎症効果があることがわかり、皮膚のコラーゲンを増加させる。この性質を利用して、美容液を作ってもよい。

・ザクロの種、小さじ2杯
・粗海塩、小さじ8分の1
・濾過水《ろかすい》または湧き水、3カップ半

約1ℓの広口ビンにザクロの種を入れ、木製スプーンの裏で粗くつぶす。種に海塩と水を加える。冷蔵庫に入れても、常温においてもよい。濾《こ》す必要はない。

とはいえ、体内の水分を保持するための塗り薬はない。次の章では、クエンチプランで、生き生きとした外見を保ちながら長生きする方法を教える。

# 第8章 5日間のクエンチプラン――水を食べるための食事の基本

どんな状況にあっても、最善を尽くしさえすれば、
自己を批判し、罪の意識や後悔の念を抱くことはない。
――ドン・ミゲル・ルイス

分子レベルでは体の99％が水なのだから、水分補給は自分で自分にできる最も効果の高い「治療」だ。職場でもっと集中力を発揮したいだろうか？　もっと活力を高め、あの午後の疲労を感じることなく一日を切り抜けたいだろうか？　職場を出るとき、その晩を楽しく過ごすエネルギーを残しておきたいだろうか？

クエンチプログラムなら、賢く水を補給するためのわかりやすい説明に従うだけで、体の水分状態、治癒力、活力を新たなレベルへ進めることができる。これまでの章で説明した水分補給の基本の3原則を思い出してほしい。

**1　最大限に吸収する――**飲んだ水を最大限に吸収し、細胞レベルまで届くようにすること。水

は細胞をただ通り抜けるだけではなく、そこでは水からエネルギーが生成される。

**2 「食べる水」を利用する**——水分を多く含む食品を食べれば、深いレベルでの水分補給を促すことができる。たとえば、私たちが薦める植物をたっぷり入れたスムージーなら、同じ量のボトルウォーターよりずっとうまく吸収され、さらに高濃度の栄養素も送り届けられる。

**3 体を動かす**——簡単だが極めて重要なマイクロムーブメントを教える。これにより首や関節など重要な場所に間違いなく水分を届け、体を柔軟にし、痛みから解放する。

どうすれば一日の中に水分補給をもっと組み込めるのだろう？　それは簡単なことだ。

1　私たちが工夫してレシピを考えた「スマート・スムージー」を少しずつ飲むこと。グラス1杯の水分補給力は水より大きい。

2　一日の要所要所で何杯かの飲み物を追加すること。

3　水分を奪う食品より、水分を与える食品を食べること。

5日間クエンチプランは水分補給力を高める目的で作成したものだ——減量や痩身のためのプランではないものの、そうなる可能性もある。カロリー計算とは関係なく、最適な水分補給を最終目標としている。全身が適切に機能するために必要なものを届けるためのプランだ。きっと気分がよくなり、熟睡し、体の動きがよくなり、上手に年を重ねることもできるだろう。皮膚の状態、消化機能、動きやすさはもちろん、**認知能力も身体能力も向上する**。さらに1〜2kg痩せても驚かないこと。しかし体重計の数値など、あなたの気分ほど重要ではない。この5日間プランは始め方を教えるだけだが、継続すれば、きっと**体重のバランスが取れ、全身の健康状態が改善する**。プランの作成にあたり、実行しやすくするため、目新しいものはあまり加えないようにした。このように単純な内容にしたのは、活力と健康の変化を長つづきさせるためだ。

なぜ5日間なのだろう？　一週間の勤務日数はたいてい5日なので、日課に組み入れやすいからだ。そして、きっと5日目までに違いに気づく。成果に気づけば、クエンチプランをつづけたくなる。さらに誰にでも起こることだが、たとえ失敗しても、自分には回復する方法があるとわかる。活力を与えるクエンチプランに再び取り組めばいいだけの話だ。

ここで教える明確で単純かつわかりやすい説明、レシピ、アドバイスに従い、丸5日間過ごせば、まったく新しい場所、現代の環境の中で求める場所にたどり着ける。水とは燃料であり、私たちが教えるのは、高いレベルのエネルギーと集中力を得るために、どこで、どのように「燃料補給」をすればよいかということ。具体的には、一日1〜2杯のスムージーの選択、水を飲むのに最適な時間、日常的に体を動かすための指導、健康的で水分を多く含む食事の例といったもの。それだけだ。

毎日、新しい材料を加える5日間プランで、あなたの味蕾《みらい》を満足させつづける。飽きたら、提案している他のレシピを活用すること。5日間、ただ毎日のレシピを選んでも、毎日、レシピ欄からまったく新しいものを試してもよい。あなたの自由だ。どれも最適な水分補給につながる。

5日間、うまく組み合わせ、それをその後もつづけてほしい。

クエンチプログラムの長所は緩《ゆる》やかなところだ。十分に水分補給された状態は、体内のあらゆるホメオスタシスあるいは平衡状態の基礎であることを思い出してほしい。それこそが5日間クエンチプランで行うこと、つまり体の水分状態を適切なレベルまで回復させることだ。私たちには、頭痛、解毒反応、発疹、便秘、空腹感が起こるかもしれないので気をつけるようにという必要がない。水分補給にはメリットしかないうえに、あなたの背中を押し、活気を取り戻させてくれるからだ。

## スムージーで体の水が変わる

クエンチプログラムの中心は、おいしいスムージーだ。水分摂取量を変えたいなら、すべきことはただひとつ。**毎日の食事にスムージーを1杯追加すること。**それだけで体にとってはすばらしいご馳走であり、濃厚な栄養素と繊維質が詰め込まれた水分補給となる。5日間クエンチプランのためにおいしいレシピをいくつか教えるが、自由に自分のレシピを作ってほしい。さらにグラスからはもちろん、皿からも適切な水分補給ができるように、健康によいメニューを提案する。食べ、飲んだあとには、簡単だが効果的なマイクロムーブメントと呼吸法により、取り入れた水分をはるばる体の組織まで届ける方法を教える。この一連の取り組みが一体化したとき、水分補給、栄養素、柔軟性、そして心身交互作用によって体内の流動性を高めることができる。

なぜスムージーがクエンチプログラムの基盤なのだろう？　それは、スムージーが栄養素と水分補給の完璧な組み合わせだから。植物に封じ込められた水分を与えることで水分量を増やすだけではない。1万人の成人病・生活習慣病患者を治療したニュートリショナル・リサーチ・ファウンデーションの理事長ジョエル・ファーマン博士によれば、**食品を噛むことで得られる栄養素は、その食品の35％にすぎない。**さらにファーマン博士によれば、食品をブレンダーにかけると体に吸収される栄養素は90％まで増える――つまり吸収されやすくなるのだ。

高価なサプリメントを買うことなく、食品を大量に食べることなく、栄養摂取量を増やし、同時に水分補給の必要を満たさねばならないのに、ストレスの多い生活の中で、私たちは食品をしっかり噛むこともせず、ただ飲み込んでいる！　**すばらしい有機野菜のサラダも、しっかり噛んで液体にしていなければ、摂取すべき栄養素を残らず抽出できるほど食品粒子を分解していない。**これでは、高価なサラダの価値を半分以上無駄にしていることになる。しかし、いい知らせもある。ブレンダーを利用すれば、人の代わりに見事に「噛んで」くれる。さらにスムージーの最初の数口を飲み込む前に数秒間、舌の上で味わえば、唾液が出て、体による消化酵素の生成が促されることから、自分で消化プロセスを始められる。

さらにスムージーが供給する繊維質は、水分と栄養素の通過速度を効率よく落とし、その時間を延ばすことで吸収をたしかなものにする。これは私たちの主要な発見のひとつだ。短時間にボトルウォーターを飲みすぎると、吸収を助ける食物繊維と混ざるまでは、体が水分過剰状態となってしまう。そのような飲み方は、水分代謝と水分補給にかかわる非常に重要な電解質と栄養素を体から流し出す。逆に吸収されれば、トイレに行く回数を減らすこともできる。スムージーなら水分の通過を遅らせるため、体に吸収する時間を与えるのだ。

また、スムージーを飲めば、つらい便秘をほぼ解消できる——食品がその旅の始まりからすでに水分を含んでいるからだ。

簡単なスムージーの基本レシピから始めるときには、新しい材料を加えたい、自分だけのオリジナルスムージーを作りたいと思うことだろう。そんなときに思い出してほしいのは、**葉物野菜は98％が水、栄養素も豊富に含まれているという単純な原則だ。**この原則を思い出せば、スムージーに自分に効果のある自分好みの葉物野菜を加えたくなり、その結果、あらゆる野菜の風味が豊かなもの、変化のあるもの、おいしいものになる。

やがて、薄いスムージーが好きか、濃いスムージーが好きかなど、自分の好みがわかるようになる。慣れてくれば、組み合わせや食感の好みがわかり、さらにはブレンダーに1分かけたものと、2分かけたものとでは味が違うことに気づく。ブレンダーにもさまざまなブランドがあるため、好みの滑らかさにするために必要な時間が異なる。

新兵の訓練のようなやり方ではつづかない。そうではなく、わずかに向きを変えるだけで、まったく新しい場所へ導く羅針盤を思い描いてほしい。私たちが求めるのはそれを5日間試すことだけ——それだけで、あなたは体が深いレベルまで十分に水分補給された状態に向かって進んでいく。その5日間のうちに、自分が活力に満ち、体が軽くなり、凝りも減り、気分がよくなり、集中力も高まったと感じることだろう。私たちが5日間クエンチプランを作成したのは、体の水分状態を次のレベルに進ませるためだ。けれども、きっと一生涯クエンチプログラムを活用したくなるはずだ。そのため、あなたの変わっていく必要性に合わせてカスタマイズし、洗練させていけるように、私たちはあなたに必要なものすべてを組み入れておいた。

いったん始めれば、水分補給の旅をつづけたくなる。このプランは健康を取り戻すためのものだが、一度、その心地よさを知れば、この技術をずっと活用したくなるだろう。

## ドクター・ダナの症例研究

数年前、49歳だったダニエルが診療所に来たのは、更年期の体重増加と疲労感があったからだ。ずっと体重が2kgほど増えたり、減ったりしていた。「まるでヨーヨーみたい。毎回、うまくいっていると思い込み、体重計に乗ってはがっかりして」。問題を複雑にしていたのは、彼女には糖尿病と甲状腺機能低下症があったことだ。私は甲状腺治療薬とホルモン補充療法、さらにメトホルミンという血糖降下薬を処方した。経過は順調で、悩んでいた体重も減った。最近、彼女が健康診断にやってきた——体重は減ったままだったが、便秘気味だと訴えた。彼女は、穀類や豆類、乳製品などを断ち、自然食品のみを取る最新流行の厳しいダイエット「ホールサーティー」を実行していた。

それは本書の執筆のため、私たちが5日間のクエンチプランについて初期の非公式調査への参加を患者に依頼していた時期だった。彼女は参加したものの、それ以降はなんの連絡もなかった。連絡があったのは、私たちが本書の原稿を出版社に届けた日だった。

その日はジーナの誕生日でもあり、彼女は誕生日と原稿の完成の両方を祝おうと、家族との夕食前にバーでワインを1杯飲んでいた。たまたま入ったバーで、隣に座った女性とおしゃべりを始めた。会話は医療のことに移り、その女性は、ホリスティック医療を行うすばらしい医師に診てもらったと打ち明けた。そして、その医師は水分補給に関する本を書いているという。ジーナは驚いてたずねた。「それって、ダナ・コーエン先生のこと?」

「そうよ! 彼女を知っているの?」ダニエルは答えた。

「知っているどころか、私、彼女と一緒にその本を書いてるの!」

「なんてこと! クエンチプランは私もやったけど、それはすばらしい気分よ!」

こんな巡り合わせがあり得るだろうか? 初期のクエンチ実践者のひとりだったダニエルが、私たちが執筆を終えた日にふたたび姿を現したのだ。

調査票を提出していないことを気にしていたダニエルは、翌週私の診察を受けにきた。彼女の報告によれば、夏の間、ずっと頭痛に苦しんでいたが、クエンチプラン2日目の朝、頭痛は消えていた。また、以前より活力が増し、頭もすっきりし、仕事に集中できていた。さらに彼女は、4日目までに、目の下の隈《くま》がかなり小さくなったことにも気づいた。

今もホールサーティーをつづけながら、水分を多く含む果物や野菜を増やし、お気に入りとなったマイクロムーブメントを毎朝、起床時に行っている。

## 高齢者にこそスムージーを

冒頭で書いたとおり、ジーナは介護施設にいる母親の慢性脱水症を改善しようとしていた。そこで朝のオレンジジュースに粉末チアシードを加えると母親が繰り返し発症していた尿路感染症が起こらなくなった。チアシードを粉末にした理由？　すり潰すことで表面積が増えるため、より多くのゲル水ができ、また粉末であれば消化管を刺激しないからだ。

種子と聞くと、脱水症の高齢者によく見られる憩室炎《けいしつえん》と結びつけ、不安を感じる人もいるが、その恐れはない。種子は粉状になっているため、憩室の袋状のくぼみにはまり込む可能性はない。私たちは程度の差はあるにせよ、特に高齢者が活用してくれることを期待している。スムージーを作るのが無理なら粉末ジュースに粉末チアシードを加えよう。あるいはジーナが母親にしたように、ジュースに粉末チアシードを入れるだけでもよい。

高齢者たちの喉を渇かせる必要などない。これこそ高齢者のための完璧なプランだ――高い水分吸収力がある植物性食品を取ることで、繊維質摂取量が増え、便秘が軽くなる。栄養のあるビタミンとミネラルを取ることで、他の何よりも脳を活発にし、強化する。簡単で穏やかなマイクロムーブメントを加えれば、車椅子やベッド生活であっても、身のこなし、体のバランスの向上に役立つ。

## 何度もトイレに行くのは「体にいいこと」

**水分補給とは入れることだけでなく、出すことでもある。**クエンチプランでは、一日を通し、体に相当な量の水が入っていく。そのため頻繁に排尿しなくてはならないだろう。だがあなたに伝えたいことがある――それはマイナス面ではない。

人は誰でも2〜3時間ごとに排尿しなくてはならない。それは十分に水分補給していることを示す、よい兆候にすぎない。より多くの廃棄物がよりすばやく外に出され、また、そのおかげで体を動かせる――トイレまで歩くことをすばらしい日々の運動だと考えよう!

十分に水分補給しているなら、一日に6〜7回排尿するはずだ。職場で一日過ごし、一度もトイレを使っていないと気づいたことが何回あっただろう? はっきりいえば、それは体によくない。疲れにくくなったという成果を実感すれば、トイレ休憩はうれしいものになるだろう。

体内の水の量が最適なレベルであれば爽快な気分でいられる。調子がよくなったと感じられる状態に注目すること。頭痛が減り、活力、柔軟性が増し、気分が明るくなり、肌が透きとおり、腹部膨満感が減り、よく眠れるようになっただろうか? そんな兆候があったらお祝いしよう。

このプランはほとんど誰にでも効果がある。ただし糖尿病や心臓病のような健康問題があるなら、医師や栄養士に相談してほしい。食事の提案を病状に合うように調整してくれるはずだ。まずプランを一読し、どんな楽しみがあなたを待っているのか知ってほしい。

## 5日間クエンチプランの始め方

準備するものはたった2つ。

・ブレンダー（種類は問わない）
・水のボトル、容量480㎖以上。ガラス製あるいはステンレス製で、食器洗い機で洗えるものが望ましい。

5日間プランの買い物リストは以下となる。冷たいスムージー、温かいスムージー両方の材料があるが、好みに応じて選択しよう。（訳注／日本の1カップは200㎖だが米国だと237㎖となる）

・アルファルファ（1パック）
・生リンゴ酢（1ボトル）
・無塩牧草牛バター（1本）、またはギー（1容器）
・カルダモンまたはシナモン、粉末（1容器）
・カシューナッツ、生ナッツ、またはヒマワリ、カボチャ、ヘンプなどの粉末シード（1袋）

・チアシード（1パック〈約230g〉）――粉末が一番吸収されやすいため、コーヒーミルで砕く。あるいはホールのまま使用する。
・無糖ココナッツミルク（節約したいなら高脂肪のもの1缶）
・無糖ココナッツジュース（240㎖入り、2容器）。お好みで。
・キュウリ（3本）
・ショウガ（1かけ〈約5～10㎝〉）
・生ハチミツ（1ビン）
・レモン（2個）
・ライム（2個）
・メイプルシロップまたはステビア（1小ボトル）
・洋ナシ（1個）またはリンゴ（1個）
・ザクロ濃縮飲料（1ボトル）。ブドウ、ブルーベリー、チェリーの濃縮飲料で代用できる。濃縮飲料が見つからなければ、ザクロジュースを使用するか、オレンジあるいはグレープフルーツジュースで代用（1カートン）。
・ラズベリー、生あるいは冷凍（1容器）
・未精製の天然海塩あるいは岩塩（粉末）
・カモミールティー、リコリスティー、両方または一方（5ティーバッグ）
・水、濾過水あるいは湧き水。なければ蒸留水でもよいが、必ず説明どおりに塩を加えること

（8ℓ）。——「どんな水を選べばよいのか？」（215ページ）参照。

## なぜ、この食品は「食べる水」なのか？

私たちの買い物リストに掲載している食品は、水分の吸収を促し、水分子の電荷を活性化する良質の「食べる水」だ。それぞれの食品が水分補給を促す理由をここに記載するが、こういった食品は別の栄養素も与える。

・**アルファルファ**——アルファルファは90％以上が水で、効率のよい消化に欠かせないマンガンなど、貴重な微量ミネラルを豊富に含んでいる。アルファルファのミネラル含有量の多さが水含有量の多さと相まって電池に似た電荷を活性化するだけでなく、ビタミンA、B、C、E、Kも豊富に含まれている。

・**生リンゴ酢**——生リンゴ酢はもちろん液体だが、カリウムも豊富であるため、水を細胞内部に引き込む。アルカリ化する効果が消化を促進し、血糖値の上昇を抑える可能性もある。クエンチプランでは、生リンゴ酢（ＡＣＶ）の使用を勧める。生ＡＣＶは酵母発酵を利用し、熟成したリンゴの糖から作られる。たいてい濁っている生リンゴ酢には、多くのビタミン、ミネラル、たんぱく質、善玉菌、酵素が含まれている。組織や細胞にまで水分を届けるために、特に必要となるのがミネラルだ。しかしよくあるリンゴ酢のように、低温殺菌されたものだと、生リンゴ酢が持つ多くの健康効果が失われてしまう。生ＡＣＶは、人のインスリン感受性を改善し、血糖値を下げることがわかっている。さらに動物実験では、コレステロール値と中性脂肪値を下げるという結果が出ている。

・**バター（牧草牛）**――バターが水分補給によい食品とは思えないかもしれない。けれども新しい科学に注目していれば、細胞の外の水が細胞内部に移動するとき、脂質などの脂肪が重要な役割を果たしていることがわかる。

・**ギー**――ギーとは、乳の粒子が消えるまで加熱した澄ましバター。そこに残っているのは、消化管の健康に役立つ重要な脂肪酸である酪酸《らくさん》だ。それだけではない。ポラック研究所の試験から明らかになったのは、ギーはチアシードと変わらないくらいゲル水を引き出せることだ。

・**カルダモン**――カルダモンには利尿作用があるため、むくみを和らげ、尿路、膀胱、腎臓を洗い流し、廃棄物、塩分、余分な水、毒素を取り除く。感染症との闘いにも役立つ。

・**シナモン**――抗酸化物質、抗炎症物質に富み、血糖値を調節することで知られているため、レシピ内にある糖の問題の対策として使われる。

・**カシューナッツ**――カシューナッツには水分補給に役立つミネラルがいくつも多量に含まれている。たとえば、銅、リン、亜鉛、マグネシウム、鉄、さらに聞き慣れないだろうが必須ミネラルのセレンなどだ。またカシューナッツは、心臓の健康によい一価不飽和脂肪酸が豊富だ。

・**チアシード**――チアシードは多量のゲル水を作り出す種子であり、健康によいオメガ3脂肪酸を豊富に含んでいる。脂肪酸は水を細胞内部に移動させるために不可欠なものだ。栄養素密度が高いチアシードは、透水性の保護膜で消化管を覆うことで酸や香辛料入りの食物から守り、よいものだけを通す。チアシードはインスリンの放出を遅らせ、血圧を下げ、穏やかで規則的な排便を促す。さらにチアシードには10g／オンスの繊維質が含まれ、それが水分を長時間保持する。チアシードは非常に消化しやすいたんぱく源でもある。チアシードおよそ1オンス（約28g）あたり4gのたんぱく質が含まれている。本物のスーパーフードだ！

・**ココナッツミルク**——ココナッツにはすばらしい栄養が含まれ、味もよい。ミルクは細胞内部への水の流れの調整役である脂肪が豊富だ。ココナッツの水分補給効果は、アーモンドや豆乳よりずっと高い。

・**ココナッツジュース**——ココナッツジュースに豊富に含まれる電解質は、充電と共に活性化されるミネラルであり、細胞へのエネルギー供給に役立つ。

・**キュウリ**——キュウリそのものにはゲル水がたっぷり詰め込まれている。特にクエンチプランの最初の2日間によく使う。

・**ショウガ**——ショウガは腎臓の濾過機能をすばやく効率のよいものにし、インスリンの働きを活性化させ、細胞に余分な負担をかけないようにする。

・**生ハチミツ**——ハチミツは湿潤作用と保護作用の両方を備えた、湿気を増やす自然の保湿剤だ。湿潤作用により湿気を封じ込め、保護作用により湿気を取り込む。

・**レモン**——レモンとライムどちらにもペクチンが含まれている。ペクチンはジャムをゲル化することで知られている。両方とも天然の電解質の含有量が豊富だ。どちらも体内のミネラルを補充するだけでなく、喉の渇きをただの水よりすばやく癒やすのは、ミネラルが細胞内部への水の移動を調節するからに他ならない。カルシウム、カリウム、マグネシウムは、体を動きつづけさせる電気刺激の調整役をする重要なミネラルなのだ。

・**ライム**——ライムに多く含まれる水素は、ミネラルの電荷によりゲル化し、体を支える。この能力はレモンよりわずかに勝る。

・**メイプルシロップ**——メイプルシロップに含まれる豊富なミネラル、驚くほど多量な抗酸化物質は、ベリー類ひと盛りに匹敵するほどだ。

・**洋ナシ**——洋ナシは意外なことに繊維質の宝庫で、中くらいの洋ナシにはおよそ6g含まれている。水を吸収する繊維質と果汁の多さが組み合わさることで、体からの水の流出を防ぎ、水分を保持する。

・**ザクロジュース**——ザクロの82%を占める水分と、水を細胞壁を介して取り込むために必要な栄養素カリウムは絶妙な組み合わせだ。またザクロジュース半カップには、ビタミンCの一日必要量の14%以上が含まれる。

・**ラズベリー**——ラズベリーカップ1杯には繊維質が8g含まれ、さらにペクチンも豊富だ。ローズはペクチン含有量の多さで知られているが、ラズベリーもバラ科の一種だ。

・**塩**——海塩と岩塩は加工された食卓塩とは違い、むくみを起こすことなく、必要な微量ミネラルを供給し、細胞内部へ水を引き入れる手助けをする。

・**茶**——カモミールティーとリコリスティーがよい。睡眠トラブルと腹部膨満感に効果がある。

・水（！）――湧き水あるいはミネラルウォーターには、元々含まれていたミネラルが入っている。濾過水、蒸留水にミネラルは入っていない。濾過水や蒸留水を飲むときには、コップ1杯に対し、海塩あるいは岩塩をひとつまみ加えよう。

## どんな水を選べばよいのか？

濾過水とは汚染物質が含まれていない水のこと。これは法律用語であり、ラベルにそう明示するには、不純物の含有量が極めて少なくなければならない。通常、水を沸騰させ、その蒸気を集めて蒸留水を作るという蒸留プロセスを経て生産される。それ以外の浄化法には逆浸透と脱イオン化がある。残念ながら、ミネラルと電解質も除去される。

湧き水は地下水（帯水層）から自然に流れ出す水で、土壌そのものに濾過されたものであるため、土壌のミネラルに富んでいるが、濾過水の法的な規定を満たさない可能性がある。湧き水は、水源まで直接取りに行くのが一番だ。**ボトル入りの湧き水は、水道水とさほど変わらない。**大規模なビン詰め企業が「水源から直接採取」し、販売する水は、ビン詰め工場まで大型ディーゼルトラックで運ばれ、細菌汚染を防ぐため塩素処理される。あなたがイメージしていたものとはまったく違う。

ミネラルウォーターは保護された水源から採取するもので、通常、マグネシウムと硫黄化合物といったミネラルが含まれていなければならない。さらに天然ガスも含まれ、天然の発泡性がある。

被圧地下水とは、圧力を受けた地下水が流れる被圧帯水層から採取した井戸水のこと。

一般的にセルツァー、発泡水、ソーダ水とは、炭酸化、あるいは炭酸ガスを加えて作った泡立つ水のこと。

私たちの好みは天然の発泡ミネラルウォーターだが、味がよく、基本的には水と変わらない。考えられる唯一の欠点は、胃の調子を悪くしたり、胃酸の逆流を悪化させたりする可能性があることだ。その場合は飲まないほうがいい。ただし甘味料や、それより悪い人工甘味料を追加した発泡水は避けること。

## どんな甘味料を選べばよいのか?

最近、地元のレストランで甘味料を選ぶとき、その選択肢の多さに戸惑ってしまう。普通の白砂糖(スクロース)、アスパルテームのような人工甘味料(イクアル)、スクラロース(スプレンダ)、サッカリン(スイートインロウ)。高級レストランや自然食レストランなら、ステビア、アガベシロップ、生砂糖、ハチミツもある。どれを選ぶべきだろう?

もちろん、そういったものはすべて避けるのが一番よい。けれども、人生に少しだけ甘さを必要とする人もいる。どうせ使うなら、よいものを選ぼう。天然のもの、精製されていないものがよく、それにはもっともな理由がある。通常、果物から取れる天然の糖には、健康によいミネラルと繊維質が含まれている。しかしどんな糖であれ、摂取量を制限し、控えめにしておくべきだ。こういった成分のものが見つけにくいことはわかっているが、自然な選択として人気が出てきているため、本書でも含めることにした。

避けるべきものはどれだろう？　**人工甘味料はお薦めしない——以上だ。**とはいえ、私たちはアガベシロップの支持者ではない——血糖インデックス（訳注／食品に含まれる糖分の吸収速度を表す指標。高ければ血糖値の上昇が速く、低ければ遅い）は低くても、カロリーは砂糖より高く、70％以上が果糖であり、高果糖コーンシロップより高いからだ。さらに、それが及ぼす影響について、まだ十分に調査されていない。とにかく近づかないことだ。

・**ステビア**——ステビアという植物の葉から抽出されたステビアは、私たちにいわせれば、血糖値に問題を抱える人も含め、誰にとっても甘味料として最善の選択だ。カロリーはゼロで、血糖値になんの影響も与えない。けれども、苦いあと味があるため、ごく少量から始め、好みの味になるまでゆっくり増やしていくとよいだろう。液体ステビアを好む人のほうが多い。

・**生有機ハチミツ**——生有機ハチミツには果糖が多いが、かなりの量の抗酸化物質も含み、まったく加工されていないため、栄養価はすべて残されている。そこが市販の大部分のハチミツと違うところだ。さらに、生有機ハチミツはアレルギー症状を軽くするという報告もある！

・**メイプルシロップ**——（砂糖ほどではないが）血糖インデックスが高いものの、抗酸化物質とミネラルを多く含んでいる。使用は控えめにしておくこと。そして本物のカエデから採取した

――色が濃く、風味が強い――混じり気のないものにすること。しかし等級づけは、ミネラル含有量ではなく、色の濃さと風味の強さにより決まるため、好みの味のものを選ぼう。

・**糖蜜（モラセス）**――この黒褐色で粘度の高い液体は、サトウキビから砂糖を精製するときにできる。鉄とミネラル、特にカルシウムとマグネシウムが豊富で、血糖インデックスは砂糖より低い。奥深い味がする。

・**パネラ／ラパデュラ／ピロンシージョ**――ラテンの国々で好まれる伝統的な糖パネラ（別の名でも呼ばれる）はサトウキビのしぼり汁から作られた未精製の蔗糖で、ミネラルと抗酸化物質が残されている。カロリーは砂糖と同じだが、栄養素が損なわれていないため体によい。しかし使用量は控えめにすること。

・**ジャッガリー**――インドなどアジアの国々でよく使われるジャッガリーは、ヤシの樹液から作られる。パネラと同じく、サトウキビから作られるものもある。甘味が強く、未精製のため鉄などのミネラルが豊富だ。

・**マゲイの樹液**――メキシコからきたこの繊維質が豊富な糖は、入手がむずかしい。手に入れれば、友だちから一目置かれるだろう。アガベ属の植物から作った未精製甘味料であるため、多くの抗酸化物質と多くのプレバイオティクス繊維質を含み、それが腸内の善玉菌に栄養を与える。

・**リコリス**――リコリスの甘さが砂糖のおよそ50倍で、血糖インデックスがゼロなのを知っていただろうか？　味は……つまりリコリスの味だ。しかし糖尿病でも使用できるため、メリットは大きい。熱烈な推薦の言葉とは思えないだろうが、リコリスは甘味料としてよい選択肢だ。

ただ独特な味がする。

・**羅漢果**《らかんか》**（モンクフルーツ）**――東南アジアに自生する果物。ここ数年、その抽出物が砂糖の代用品として人気を得ている。その理由はカロリーがゼロで、甘さが砂糖の150倍だから（誤入力ではない）。抗酸化物質の含有量が高く、血糖インデックスは低い――そのうえ、味がすばらしい。

注意――糖尿病など血糖値に問題がある人は、医師や栄養士に相談すること。

## 水を食べるための食事の基本

水分補給プログラムと共に、おいしくて健康によい食習慣を身につけるための簡単なアイデアと提案を書いておくので、5日間のクエンチプランを行う際の参考にしてほしい。このプランでは、菜食主義でもパレオダイエットでもかまわない。好きなものを、満腹になるまで食べてよいが、自分の好みに合わせて簡単な指針に従えば、5日間で健康面に与えるメリットを大きくすることができる。

### 1　食べるべきもの

・**果物**――一般的には、ベリー類、モモ、プラム、グレープフルーツ、キーウィ、メロンなど、血糖インデックスの低い果物を選ぶこと。パパイヤ、マンゴー、パイナップル、バナナなど、トロピカルフルーツは糖の含有量が多いため、頻繁に食べないこと。バナナはスムージーに入れないようにするか、どうしても入れたいときは半分にしておく。できれば、バナナの代わりにバナナよりカリウムが多いアボカド半個を使おう。さらに進めて、つぶしたサツマイモ半カップを使えば、驚くほどおいしい代替品となる。

- **葉物野菜、加熱野菜、生野菜**
- **スープ**——当然ながら、もうひとつの水分補給法だ。本書で紹介するレシピを参考によい選択をし、市販の缶入り、箱入りスープは避けること——ナトリウムが多すぎるからだ。
- **ナッツ類と豆類**——変化をつけるためにナッツ類を加えよう。豆類は調理前に水に浸けておけば、体に害を及ぼす可能性のあるレクチンを取り除くことができる。
- **魚**——天然ものが最良。

### 2　避けるべきもの

十分に消化するには多くの水を必要とする食品もあるため、次のリストのものは避けることを薦める。

- **パスタやパンなど、単炭水化物**
- **加工食品**
- **糖を添加したもの**

・**トランス脂肪酸**
・**硬化油と半硬化油**
・**人工甘味料**——スクラロース、サッカリン、アスパルテームなど。
・**魚**——魚はよいものだが、マカジキ、マグロ、サメ、メカジキ、サバといった魚は、他の魚より水銀濃度が高いため、魚を選ぶときには注意すること。妊婦や子どものいる家庭は特にそうだ。魚に含まれる水銀については、天然資源保護協議会のホームページ nrdc.org に掲載されている「The Smart Seafood Buying Guide（賢い海産物買い物ガイド）」を参照のこと。

最後になったが、**大切なのは、液体の水も食事の一部とすること。**必要なら、喉の渇きを癒やすために、一日を通して水を少しずつ飲むこと。毎回、塩を加える必要はない。さらにクエンチプランの一環として、毎食前に1〜2杯の水を飲むこと。

## 有機食品を食べれば、うまく水分補給できるのか？

できる！　有機食品は、従来の方法で栽培された果物や野菜より、水分補給に大きなメリットがある。その理由は主に次の2点だ。

まず、従来の農作物にはたいてい農薬が噴霧されているが、有機食品なら農薬が体内に入らないため、多くの化学物質を体外へ流し出すために水を使う必要がない。

また、ほとんどの有機食品は土壌の豊富な栄養素、特にミネラルを取り入れながら育つ。そういったミネラルは体への水の吸収に欠かせない存在だ。さらにミネラルは水分子と協力し、体のためにエネルギーを生成する。ところが単式農法の土壌では多くの重要なミネラルが失われつつある。有機農家にとって不可欠な土壌の健康に、普通の農家も注意を払えば、ミネラルは食品を経由して、ふたたび私たちの体に入ってくるだろう。そのメリットは、より多くの栄養素が手に入ることだけではない。より効率がよく、より多くエネルギーを生む水分補給ができるようになる。

有機食品を食べるのが無理なら、微量ミネラルサプリメントの摂取を考えてほしい。

## 「食べる水」となる一日のメニュー

一日の食事のための次の提案を参考にすれば、水分の多い食品をさらに日常に取り入れられる。5日間プランを終えたら、第9章「水をたっぷり『食べて』健康になる」のレシピをチェックし、よりよいレシピを探してほしい。

### 朝食

スムージーだけで満足できるかもしれないが、まだ空腹を感じる場合のために朝食のアイデアを書いておく。

・卵。調理法は問わない――ホウレンソウ、ケール、コラード（訳注／ケールの一変種）といった緑の野菜のソテーを加えてほしい。
・挽き割りオートミールにアーモンドスライスとクランベリーをかけたもの
・スモークサーモン、ケイパー（訳注／フウチョウボクの花のつぼみの酢漬け）とタマネギのピクルス添え
・カットした果物にナッツバターを厚く塗ったもの
・残り物を朝食にするのもよい。朝食がおいしくていけない理由はない。私たちはよく夕食の一部を翌日の朝食用に取っておく。白ワイン、バター、レモンでできた「ブールブランソース」をかけたサーモンは冷えてもおいしく、一石二鳥だ――夕食としては低カロリーで、朝食も準備できるのだから！

**昼食**

・サラダにグリルしたチキンかサーモンを加える。
・赤チコリやロメインレタスを容器にした豆サラダ
・ソテーしたエンダイブ――缶入り白インゲン豆を加え、エキストラヴァージン・オリーブオイルをかけ、パルメザンチーズを散らす。
・ニース風サラダ――緑の野菜に固ゆで卵、ツナフレーク、サヤインゲン、ラディシュを加える
・チキンと野菜と、豆スープ

## 夕食

各カテゴリーからひとつ選ぶ。

・好みのたんぱく質——牛肉（牧草牛が望ましい）、有機飼育された鶏肉、七面鳥肉、豚肉、天然魚（週に最低2回取るようにする）、豆類

・小さめの付け合わせサラダ。たとえばレタスにエキストラヴァージン・オリーブオイル、海塩ひとつまみ、オレガノ、赤ワインビネガーをかけたものでもよい。もちろん好みの野菜を加えてもよい。

・野菜の付け合わせ——ダナの好みは、マカダミアナッツオイル（味がよく、バターに似ている）でソテーしたブロッコリーに、海塩をひとつまみ加えたもの。

・玄米、キノア、ヤムイモなど、加工されていないでんぷんを半カップ食べてもよい。

## 間食

・セロリ、ニンジン、ピーマンにホムス（訳注／水煮したヒヨコマメを裏ごしし、調味したペースト）を塗ったもの。

・ナッツ類（どれでもよい）ひとつかみ、またはナッツバター1さじ分

・私たちのお気に入りの骨スープ。保温容器があれば、一日を通して飲むのもよい（第9章のレシピ参照）。

・アボカド半個にライムひとしぼり、海塩ひとつまみかけたもの。
・オリーブ。間食には10個くらいがよい。

## 5日間クエンチプラン——第1日

毎食前に1~2杯の水を飲むのを忘れないこと。もちろんスムージーを食事におき替えて飲んでいる場合は必要ない。室温のもの、熱めのものを試し、自分の好みを知ろう。

### 朝のマイクロムーブメント

目覚めたら、また目を閉じること。まだ世界に加わることなく、その変化を味わおう。今の感覚を記憶に焼きつけ、5日後に違いを感じるかどうか確かめてみよう。これから起きる変化を楽しむことだ。

「顎を胸に当てる」動きを行う。重さが平均5kgの頭を動かすことで、脊髄管内の液体をくみ上げる。睡眠中に脳から排出された老廃物を絞り出し、それを新鮮な栄養素と酸素と取り替えるのだ。いうまでもないが腹筋にも効果がある。すべてベッドに横たわったまま行える。

**顎を胸に当てる**——仰向けになり、頭は枕に載せ、背骨を下から上へ意識する。その姿勢で居心地が悪ければ、横向きでやってみよう。ただ顎を胸に向かって下げる。無理のない範囲で伸ばすこと。首の後ろが穏やかに引っ張られるのを感じよう。2呼吸する間、その状態を保つ。力ま

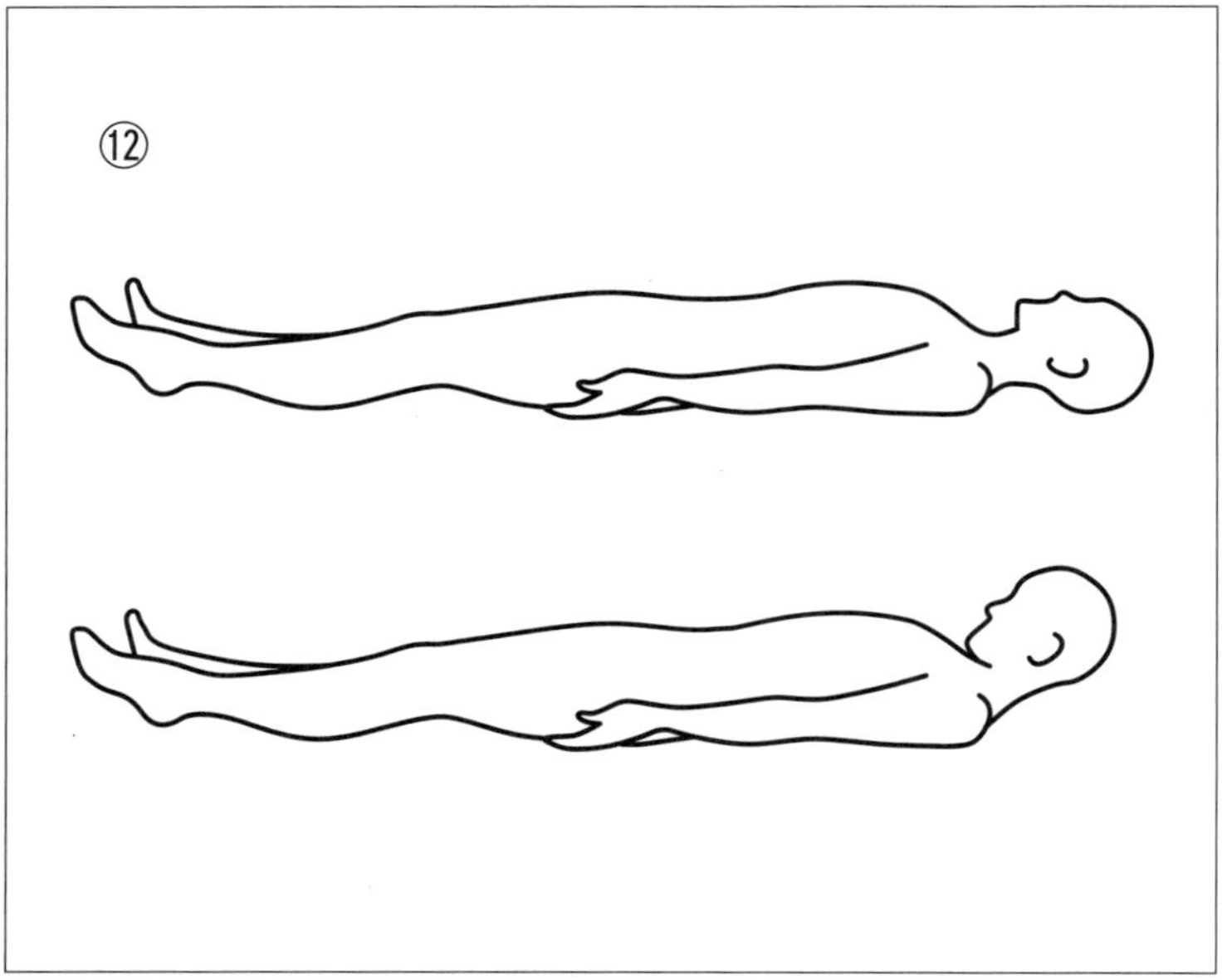


ないこと。筋肉を使っているのではなく、液体を動かしているだけだ。2呼吸したら、ゆっくりと顎を元に戻し、首の筋肉を緩めよう。この動きを3回繰り返す。回数を増やしてもよいが、やりすぎないこと。最初に無理をすると、簡単にやめてしまうという研究結果がある。これは立位で行ってもすばらしい動きになる。（図⑫）

**朝の飲み物**

起床時、240〜480㎖の温水あるいはぬるま湯に、レモン1切れ分のしぼり汁を加えて飲む。

生リンゴ酢小さじ1〜2杯（ボトルのキャップはちょうど小さじ1杯分）を入れてもよく、生か乾燥させたミントの葉を砕いたもの少々、ローズマリーの小枝

1本、あるいはカモミールのティーバッグ1袋を加えてもよい。こういったものから、精油や体の水分吸収を促す物質が放出される。

重ねていうが、**このプログラムは、できるだけ大量の水を飲むためのものではない。体の水分状態を最大にするためのものだ。**自分にとって心地よい量を飲むこと。もう飲みたくなくなる量ではなく、また飲みたくなるような量を飲むことだ。

朝一番にコーヒーか紅茶を飲むことが習慣になっているなら、1～2杯までにしてほしい。コーヒーだけで水分補給しようとしないこと。朝一番にはレモン汁入りの水を飲むこと。

コーヒーをもっと水分を与えるものにする秘策は、無塩牧草牛バター小さじ1杯、あるいは**ココナッツオイル小さじ1杯を温かい飲み物に混ぜる**こと。これは大昔から伝わる持久力を与える飲み物で、古代ヒマラヤやエチオピア、ペルーの伝統に基づいている。この現代版であるブレットプルーフコーヒーが評判になったのも、それなりの理由がある。バターを混ぜることでこのコーヒーは本当においしいラテになる。脂を加えることで細胞への水分補給を助け、カフェインが起こす興奮もやわらげる。

次に朝のスムージーを紹介する。寒い季節向けの「体を温めるスイートナッツミルク」か、暖かい季節向けの「ライムエイド」、どちらかを選ぼう。

効率よく行いたいなら、材料をすべて一度に用意すれば、まとめてスムージーの準備ができる。大きめの密封できるチャック付きポリ袋を5袋、さらによいのはガラス瓶あるいはコンテナを5つ並べ、ひとつのスムージーに必要な材料を、液体以外すべて、ひとつの容器に入れ、冷蔵庫に準備しておく。そして毎朝、必要な液体材料と共にブレンダーにかける。味と栄養素の新鮮さを考えれば、毎日ブレンダーにかけるのが最良だが、前夜に作っておいてもよい。その場合、栄養素はやや減少する。

スムージーは起床から2時間以内に飲むこと。通勤途中に飲んだり、朝の散歩に持って行ったり、朝刊を読みながら飲んだりしよう。

**暖かい季節向けスムージー**――ライムエイド（1杯〈360㎖〉分）

このレシピの材料には相乗効果があり、より効率のよい水分補給ができる。チアシードには栄養価の高いどの種子よりも水を吸収する能力がある。ブレンダーに材料を入れ、高速で混ぜる。お好みで氷を入れたグラスに注ぐだけだ。

・ココナッツジュース、またはココナッツミルク（無糖）、半カップ
・キュウリ、半分。有機でなければ皮をむくこと
・粉末チアシード、小さじ1杯
・生有機ハチミツ、小さじ1～2杯
・生ライムジュース、小さじ1杯
・海塩または岩塩（ヒマラヤピンク塩など）、1～2つまみ
・湧き水または濾過水、1～2カップ。好みに応じて追加する。

・活力を求めるなら、オプションとして刻んだ生ショウガを小さじ半分から1杯加える。

**寒い季節向けスムージー**——体を温めるスイートナッツミルク（1杯〈360㎖〉分）

ナッツが脂肪、繊維質、たんぱく質を加え、ショウガとカルダモンがすっきりした味にする。ブレンダーに入れ、かき混ぜたら、カップあるいは保温容器に注ぎ入れる。スムージーにコーヒーを加えたがる人もいる——どうぞご自由に。

・粉末チアシード、小さじ1杯
・ココナッツジュース（無糖）、半カップ
・粉末カシューナッツ、またはヘンプ、ヒマワリ、カボチャなどの粉末ナッツあるいは種子、大さじ2杯
・メイプルシロップまたはステビア（好みで）、小さじ1〜2杯
・角切りにした生ショウガ、小さじ1杯
・粉末カルダモンまたは粉末シナモン、小さじ4分の1
・海塩または岩塩（ヒマラヤピンク塩など）、1〜2つまみ
・濾過水または湧き水、1カップ。好みに応じて追加する。

粉末チアシードが見つからないときはコーヒーミルで砕いてもいいし、ホールのままブレンダ

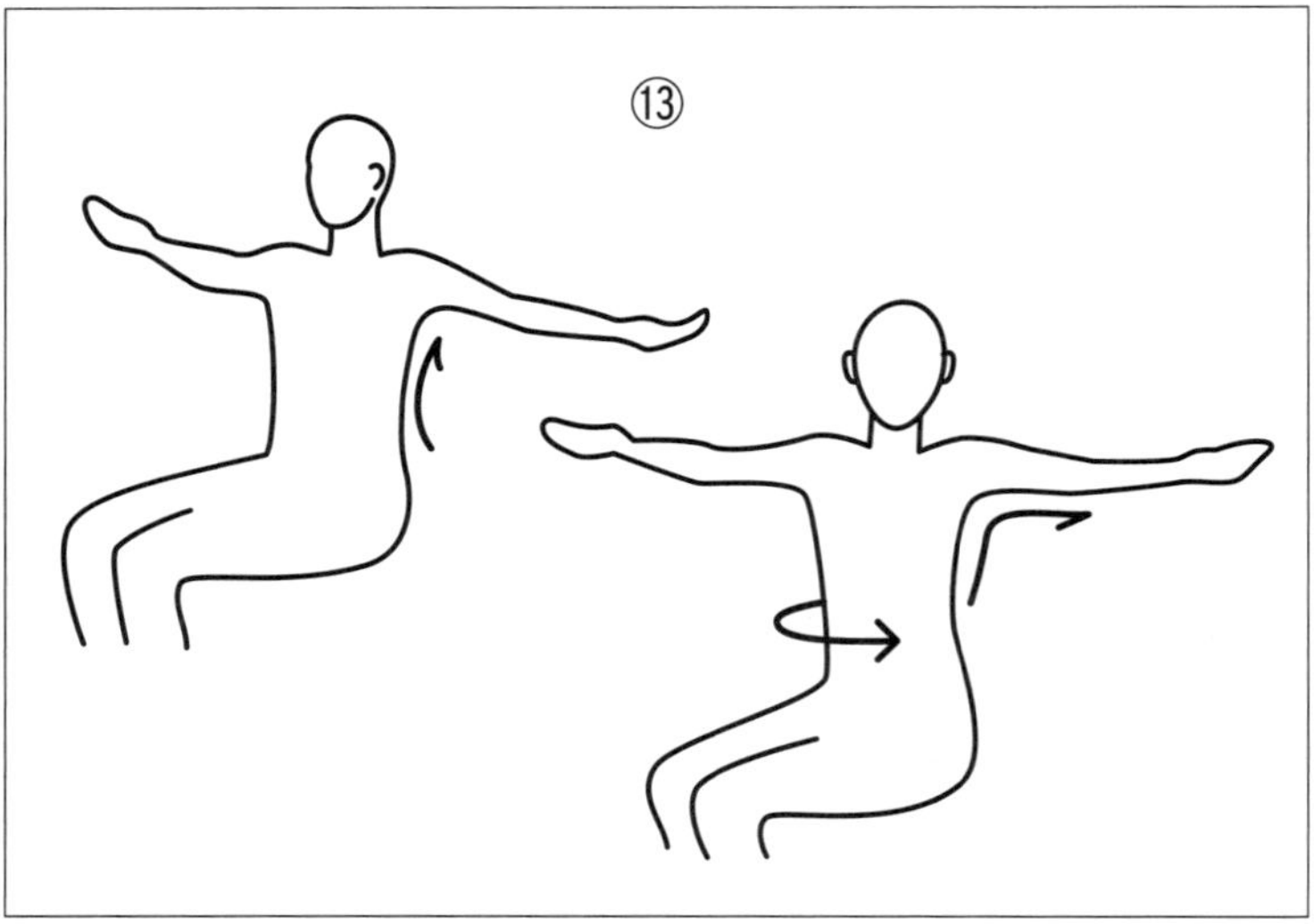


ーに入れてもゲル水ができる。しかし完全に飽和していないと、カリカリした食感が残る。その食感が気に入らなければ、チアシードを事前に5分間、水に浸け、その間に他の準備を進めるとよい。チアシード大さじ1杯を大さじ3杯の水に浸したあと、すべてまとめてスムージーに入れる。

**正午のマイクロムーブメント**

**背骨のツイスト**——職場あるいは自宅で椅子の端に座る。手のひらを上に向けながら両腕を体の両側に伸ばし、上半身全体を左側にそっと回す。腰は前に向けたまま、胴、腕、頭を一緒に回す。親指を目で追う。親指を前後に回す。右側でも同じことを繰り返す。これを3セット行う。（図⑬）

**午後の楽しみ**

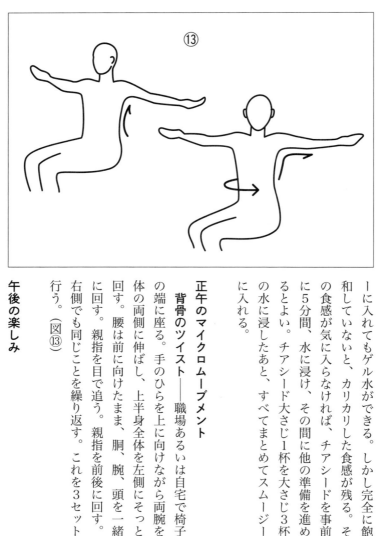

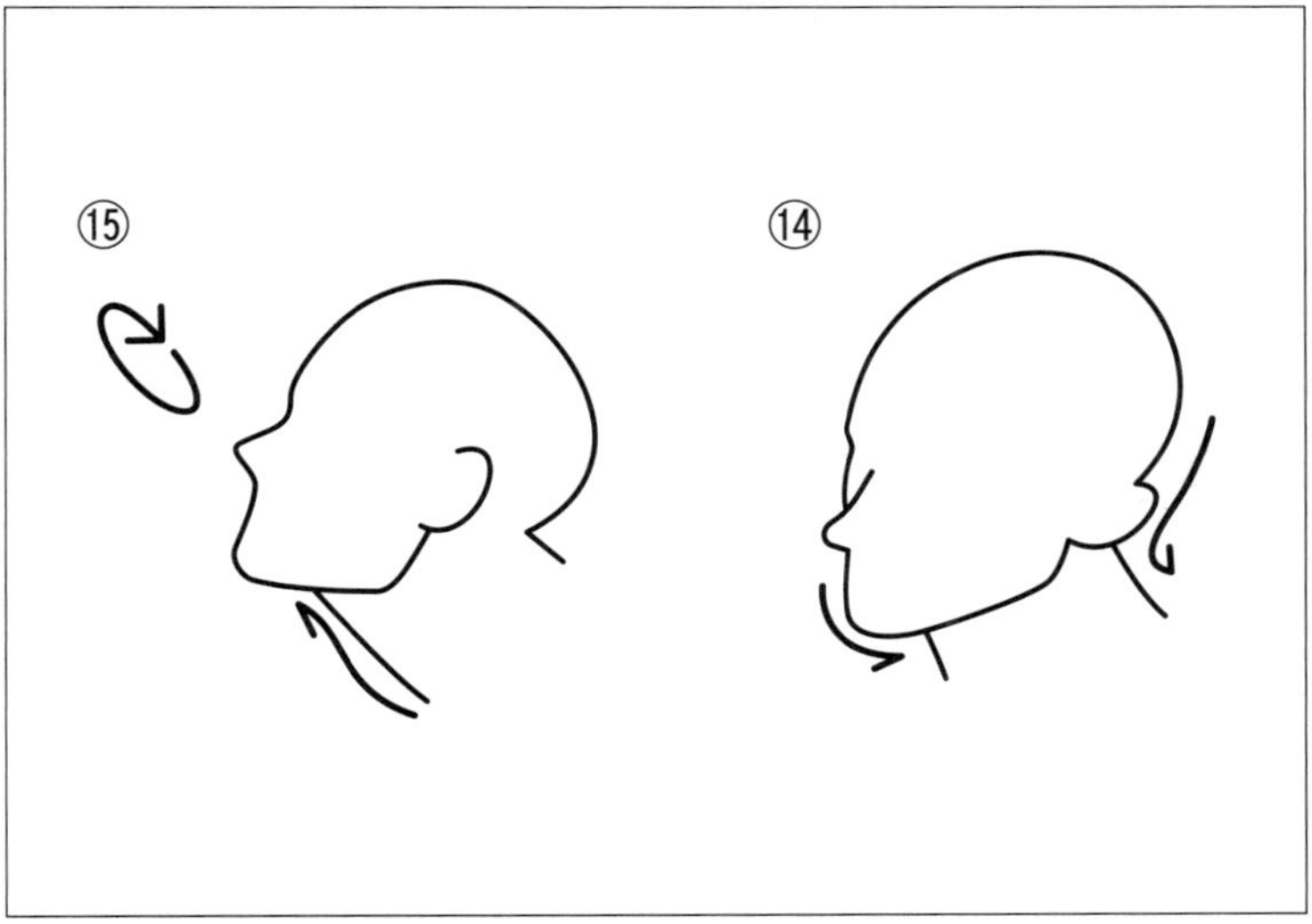


480㎖のボトルに、420㎖の湧き水または濾過水と、海塩ひとつまみを入れる。粉末チアシード大さじ2杯を加え、強く振る。ザクロ、コンコードブドウ、サクランボ、ブルーベリーなど、無糖のフルーツジュースまたは濃縮飲料大さじ2杯を加える。ジュースも、見つけにくい濃縮飲料も、効果は変わらないため、好みで選べばよい。濃縮飲料のよい点は、冷蔵しなくても長持ちするため、デスクや車に入れておけることだ。健康食品店は濃縮飲料を扱っているところが多い。「午後の楽しみ」を一度に飲み切る必要はない。勤務の終わりまでに飲み切ればいい。正午から午後7時の間に自分のペースで飲もう。

**就寝前の飲み物**

カモミールティーは昔から緊張をほぐすものとして使われてきたが、睡眠中の解毒にも役立

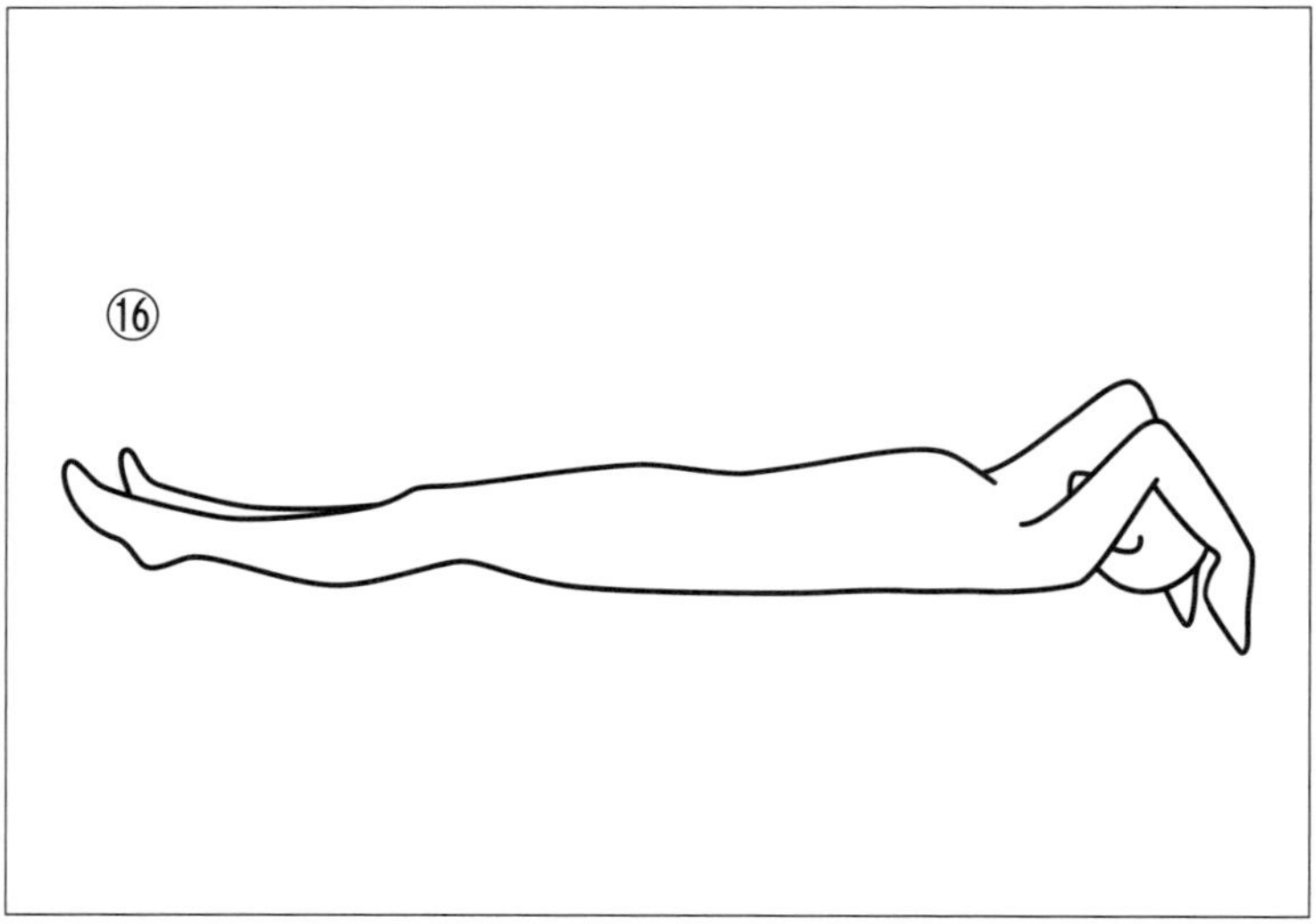


つ。リコリスティーはカモミールティーのよい代用品であり、その甘味が一日の終わりのご褒美になる。夜間には半カップ、120㎖にしておくことを勧める。

**就寝時のマイクロムーブメント**

**耳を肩に当てる**――ベッドの端に座る。左の耳を左の肩に当てるように首をそっと倒し、右側でも同じ動きを行う。片側5回から始める。（231ページ図⑭）

**顎で円を描く**――顎で宙に円を描く。円を5つ描くこと。（231ページ図⑮）

**全身のストレッチ**――横たわり、そっと引き伸ばすような動きで全身をストレッチする。5呼吸分つづける。そのあと両腕を頭上に挙げ、わずかに後ろに曲げ、ヘッドボードかマットレスの端をつかんだら、臀部と肋骨の間の胴と腹を伸ばし、緊張を解き、リラックスする。2回、3回または5回やってみること。(図⑯)それではお休みなさい。

## 5日間クエンチプラン――第2日

**朝のマイクロムーブメント**

第1日と同様、目覚めのルーチンを行う。目覚めたら、また目を閉じ、背骨を意識する。眠ったあとの体の温かさを感じ取ること。「顎を胸に当てる」(225ページ参照)を2呼吸分行い、それを3セット繰り返す。

**肩でベッドをマッサージ**――仰向けに寝たら、右の肩甲骨でマットレスを軽く押す。片方の肘を支えにしてもよい。深呼吸2回分押したら、緊張を解く。左の肩甲骨でも深呼吸2回分、同じ動きをする。片方がもう片方より楽にできるかもしれない。その場合、弱い側でもう何回か行って、体を鍛えたくなるだろう。水分は移動するものだから、マイクロムーブメントをつねに同じように行うことはできない。水分がどこへ送られようと、これまでとは違う動きを楽しもう。

**朝の飲み物**

起床時、第1日と同じレモン汁または生リンゴ酢を加えたお湯を飲む。

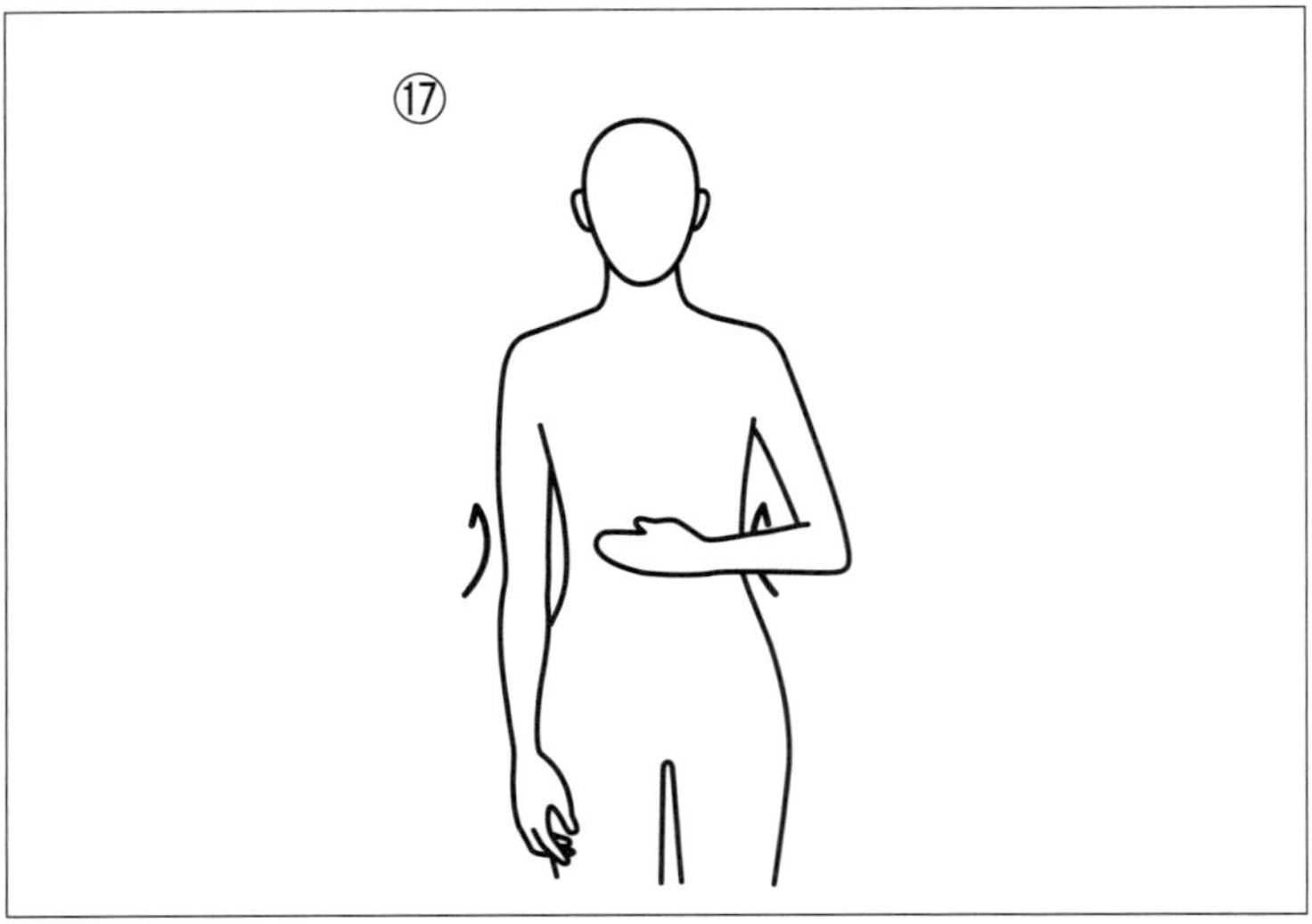


**朝のスムージー**——温かいレシピまたは冷たいレシピを選んだら、今日は爽やかな新しい味を求め、生または冷凍ラズベリーを半カップ加えよう。ラズベリーには抗酸化物質がたっぷり詰め込まれ、繊維質も入っているため、水分が組織内部まで吸収されやすくなる。

## 正午のマイクロムーブメント

**親指で胸骨を押す**——これは座位でも立位でも行える。口を閉じ、鼻で呼吸しながら、胴体の上部に片手を置き、胸骨の上、胸の中央に親指がくるようにする。ゆっくりと息を吸いながら5まで数えたあと、鼻から息を吐きながら、ビニール袋から空気を押し出すように手を押しつける。穏やかにゆっくりと息を吐きながら5まで数える。これを3セット繰り返す。(図⑰)このエクササイズはどちらも、自分が呼吸し、臓器まで水分を送っていることを思い出させてくれる。
胸骨の真下にある横隔膜は呼吸時に中心となる筋肉で、空気から水分を含んだ蒸気をかなり取り込む。深く息を吐くことで肝臓と胃がもまれ、刺激され、肺活量が増える。次に1日目と同じ「背骨のツイスト」を行うこと。

**午後の楽しみ**

第1日のレシピを繰り返す。異なる無糖ジュースか濃縮飲料を60㎖加え、変化をつけよう。

**就寝前の飲み物**

カモミールティーまたはリコリスティー（半カップ）

**就寝時のマイクロムーブメント**

「耳を肩に当てる」「顎で円を描く」「全身のストレッチ」を行う（231、232ページ参照）

## 5日間クエンチプラン――第3日

**朝のマイクロムーブメント**

目覚めたら、また目を閉じ、背骨を意識すること。そのあと、目覚めのルーチンの「顎を胸に

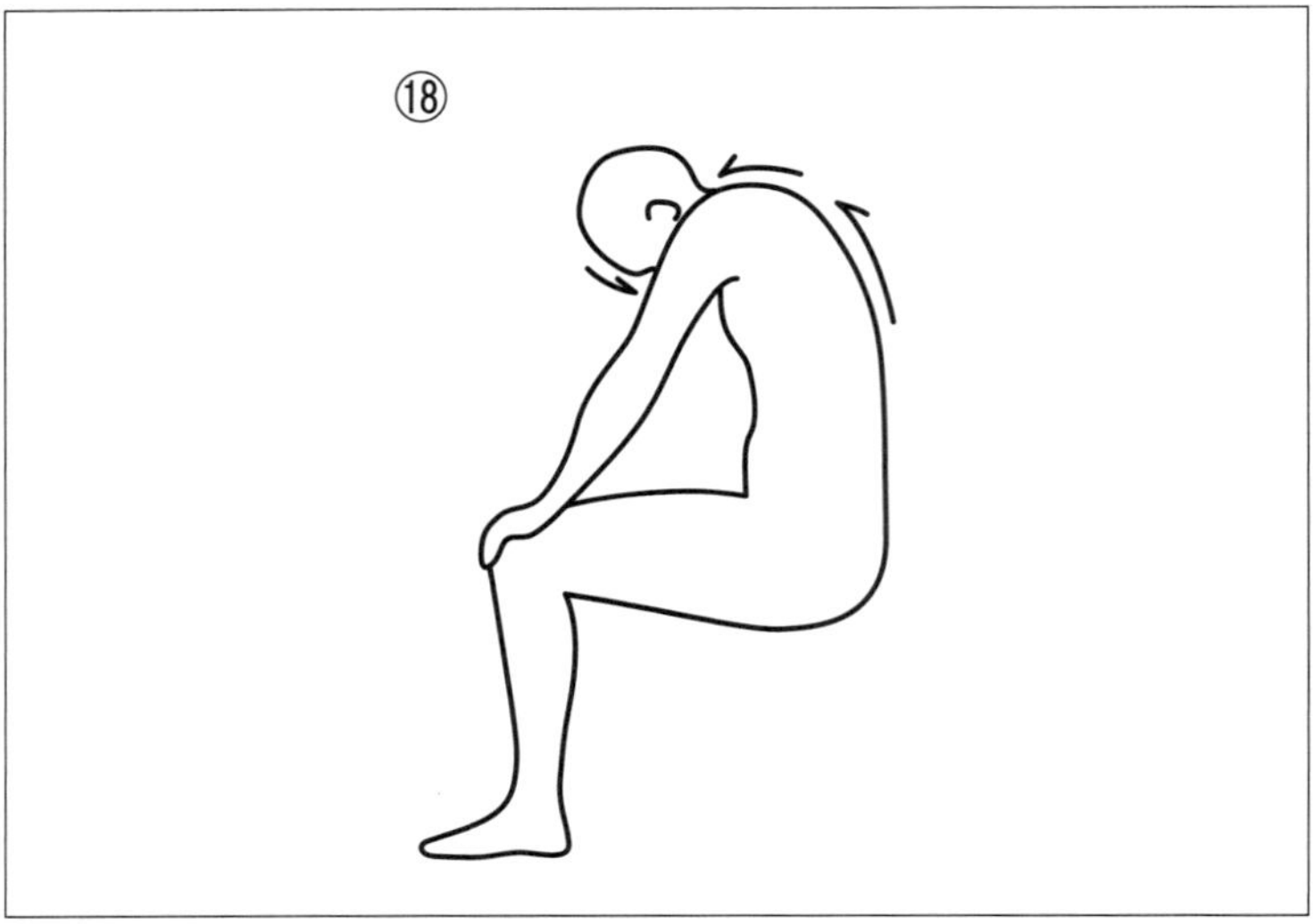

当てる」（225ページ参照）と「肩でベッドをマッサージ」（233ページ参照）を行う。
次に行うのは、「猫の背中」という新しいストレッチだ。
**猫の背中**——足を床につけ、膝をVの字に開き、無理のない姿勢でベッドの端に座る。両手を膝に置く。背筋を伸ばして座り、やや前かがみになる——くつろぎすぎないこと。息を吸いながら、顎を膝より体側に動かし、床を見る。両肩を耳に近づけ、顎を胸につくように引く。息を吐きながら、腕を真っすぐに伸ばし、背筋を伸ばした元の姿勢に戻る。（図⑱）
**おまけ**——背中をCの字に丸めた状態で前後に揺する。これを2回繰り返す。

**朝の飲み物**

第1日と同じ要領だ。ちなみに紅茶にシナモンやカルダモンを入れると、水分補給に役立つ。

**朝のスムージー**――温かいレシピまたは冷たいレシピを選んだら、今日は目先を変えて、洋ナシ半分を加えよう。前述したとおり、洋ナシは繊維質の宝庫で、水分補給力がトップクラスの果物だ。

**正午のマイクロムーブメント**

「親指で胸骨を押す」（234ページ参照）、「背骨のツイスト」（230ページ参照）

**午後の楽しみ**

第1日のレシピの指示に従うこと。目先を変えるには、好みのジュースを加えよう。

**就寝前の飲み物**

カモミールティーまたはリコリスティー（半カップ）

**就寝時のマイクロムーブメント**

「耳を肩に当てる」、「顎で円を描く」、「全身のストレッチ」（232ページ参照）

## 5日間クエンチプラン——第4日

**朝のマイクロムーブメント**

目覚めのルーチンの「顎を胸に当てる」（225ページ参照）、「肩でベッドをマッサージ」（233ページ参照）、「猫の背中」（236ページ参照）を行う。

**朝の飲み物**

第1日と同じ要領だ。

**朝のスムージー**——温かいレシピまたは冷たいレシピを選んだら、今日は目先を変えて、アルファルファ大さじ2杯分を加えよう。気づかないだろうが、アルファルファはスムージーにゲル水、ビタミン、ミネラルをたっぷり与えてくれる。

**正午のマイクロムーブメント**

「親指で胸骨を押す」（234ページ参照）、「背骨のツイスト」（230ページ参照）

**午後の楽しみ**

第1日のレシピの指示に従うこと。お好みで無糖ジュースや濃縮飲料を加えよう。

**就寝前の飲み物**

カモミールティーまたはリコリスティー（半カップ）

**就寝時のマイクロムーブメント**

「耳を肩に当てる」、「顎で円を描く」、「全身のストレッチ」（232ページ参照）

## 5日間クエンチプラン——第5日

**朝のマイクロムーブメント**

目覚めのルーチンの「顎を胸に当てる」（225ページ参照）と「肩でベッドをマッサージ」（233ページ参照）を行う。

今日は「猫の背中」のバリエーションも行う。この動きはダンスの世界では「スネークアウト」と呼ばれる。

**スネークアウト**——足を床につけ、膝をわずかにVの字に開き、無理のない姿勢でベッドの端に座る。両手を膝に置く。背筋を伸ばしたまま、頭が膝の間にくるまで、無理のない範囲で前にかがむ。「猫の背中」のように腕を伸ばして起き上がるが、この場合、まず目の前の壁を見て、そのあと天井を見上げるようにゆっくりと頭を上げていく。そのとき、背中をそっと反らしなが

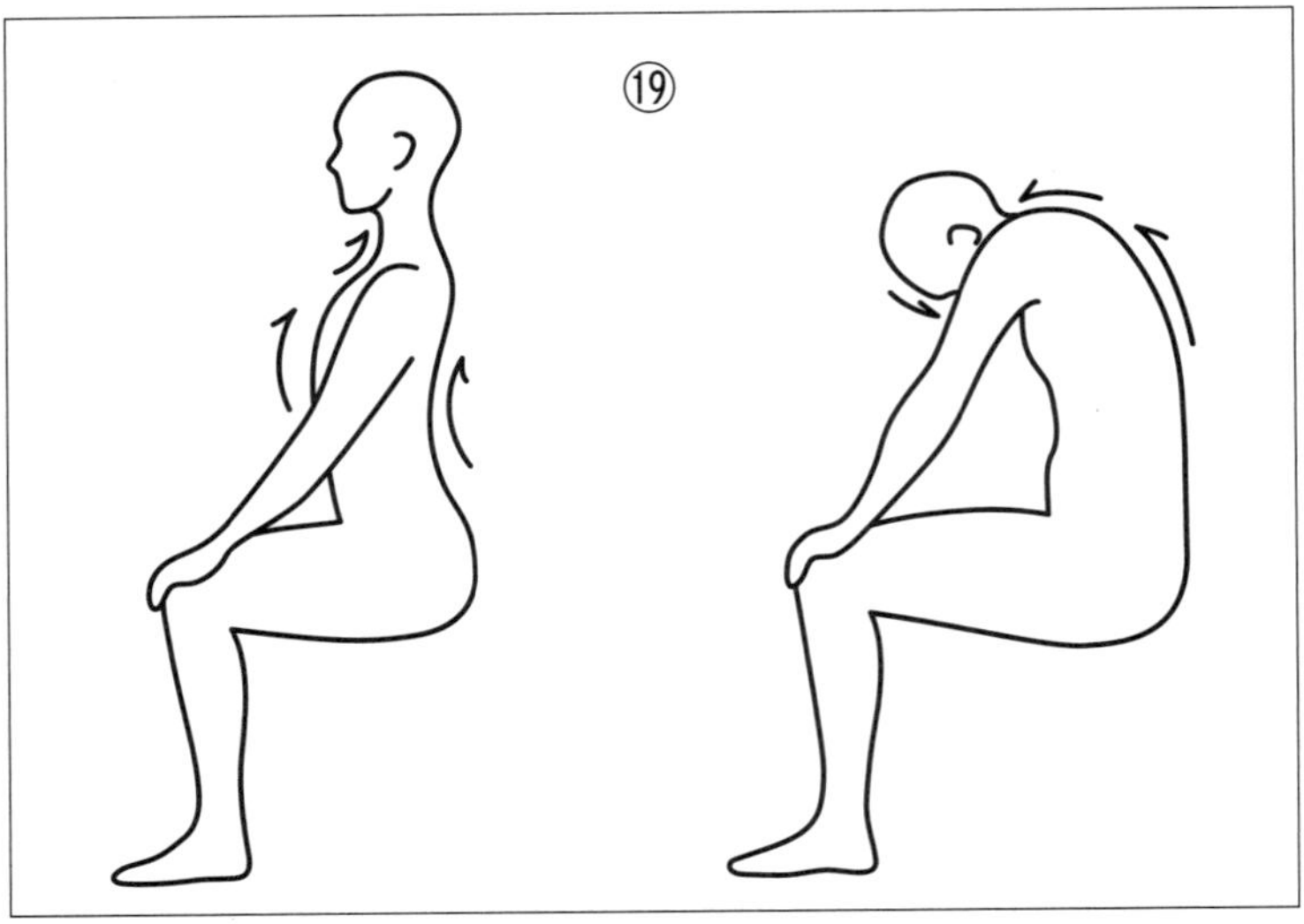

ら、視線が壁から天井へとゆっくりと上がっていくようにし、首を控えめな動きで伸ばして戻すこと。次に座位に戻り、緊張を解くときには、両手で膝を押すことで背中を支えてもよい。上手に体を丸めること。これを3セット繰り返す。（図⑲）

**朝の飲み物**

第1日と同じ。

**朝のスムージー**——温かいレシピまたは冷たいレシピを選んだら、今日は目先を変えて、午後の楽しみレシピにあるフルーツジュースまたは濃縮飲料のどれかを大さじ2杯分加えよう（211ページの「なぜ、この食品は「食べる水」なのか？」参照）。

**正午のマイクロムーブメント**

「親指で胸骨を押す」（234ページ参照）、

「背骨のツイスト」（230ページ参照）

**午後の楽しみ**

第1日のレシピの指示に従うこと。お好みでジュースや濃縮飲料を加えよう。

**就寝前の飲み物**

カモミールティーまたはリコリスティー（半カップ）

**就寝時のマイクロムーブメント**

「耳を肩に当てる」、「顎で円を描く」、「全身のストレッチ」（232ページ参照）

おめでとう！　5日間プランが終了した。今では適切に水分補給した状態とはどんな感覚なのか理解し、水分を取りにくいこの世界で一日を通して体に水分を保持している。クエンチプランの原則を継続していけば、1ヵ月であらゆる部分から廃棄物の除去が促され、皮膚、脳、関節、筋肉の状態がどんどんよくなるだろう。3ヵ月つづければ、おそらく楽に減量できるだけでなく、思考が明瞭になり、気分が高揚し、体が軽快かつ動きやすくなり、よく眠れるようになる。自分でも感じ取れることだろう――**若返った新しい自分自身を。**

## 5日間クエンチプラン一覧表

| | Day 1 | Day 2 | Day 3 | Day 4 | Day 5 |
|---|---|---|---|---|---|
| 朝のマイクロムーブメント | 顎を胸に当てる | 顎を胸に当てる、肩でベッドをマッサージ | 顎を胸に当てる、肩でベッドをマッサージ、猫の背中 | | 顎を胸に当てる、肩でベッドをマッサージ、スネークアウト |
| 朝の飲み物 | レモン汁をしぼり入れた温水（生リンゴ酢でもよい） | | | | |
| 朝のスムージー | ライムエイドまたは体を温めるスイートナッツミルク | ライムエイドまたは体を温めるスイートナッツミルク、ラズベリー入り | ライムエイドまたは体を温めるスイートナッツミルク、洋ナシ入り | ライムエイドまたは体を温めるスイートナッツミルク、アルファルファ入り | ライムエイドまたは体を温めるスイートナッツミルク、ザクロ（または他の）ジュース入り |
| 正午のマイクロムーブメント | 背骨のツイスト | 親指で胸骨を押す、背骨のツイスト | | | |
| 午後の飲み物 | 午後の楽しみ | | | | |
| 就寝前の飲み物 | カモミールティーまたはリコリスティー | | | | |
| 就寝時のマイクロムーブメント | 耳を肩に当てる、顎で円を描く、全身のストレッチ | | | | |

# 第9章 水をたっぷり「食べて」健康になる——生涯使えるレシピ

ゆっくりと食べること。
なるべく誰かと一緒に、いつも楽しみながら。
——マイケル・ポーラン

あなたは5日間のクエンチプランを終えた——体が軽くなっただろうか？　活力が増しただろうか？　痛みが楽になっただろうか？　頭痛が消えただろうか？　むくみが消えただろうか？　それを一生のものにしたいだろうか？　すばらしい！　この章では、もっとおいしく健康的なスムージーのレシピを紹介するだけでなく、スープ、軽食、デザート（ポプシクルも！）のすばらしい提案も行う。最適な水分補給をうまく継続していくための役に立つだろう。

そんなふうに考えながら、食事のレシピと飲み物、スムージー、マイクロムーブメントを組み合わせた便利な表をもうひとつ作成した。レシピを気楽に組み合わせて活用してほしい。あなたがあまりの心地よさに、「気がつけば一日中、マイクロムーブメントを行っている！」と驚くこと、そして、もちろん今も何か飲みたいと思っていることを願っている。

## 最初の5日間のあとに――プラン後の標準的な1週間

| | *Day 1* | *Day 2* | *Day 3* | *Day 4* | *Day 5* |
|---|---|---|---|---|---|
| 朝のマイクロムーブメント | 顎を胸に当てる | 顎を胸に当てる、肩でベッドをマッサージ | | 顎を胸に当てる、肩でベッドをマッサージ、猫の背中 | 顎を胸に当てる、肩でベッドをマッサージ、スネークアウト |
| 朝の飲み物 | レモンをしぼり入れた温水 | | | | |
| 朝のスムージー | ライムエイドまたは体を温めるスイートナッツミルク | パイナップルとショウガのスムージー | ブルーベリーとアボカドのスムージー | ライムエイドまたは体を温めるスイートナッツミルク | グリーンスケープ・デトックス・スムージー |
| 朝食 | ベイクド・アボカド・ネスト | 果物の盛り合わせ | スモークサーモン、ケイパー添え | 挽き割りオートミール | チアシードのプディング |
| 昼食 | チキンとルッコラ | 好みのスープ | トリプル豆サラダ | 好みのスープ | ズッキーニヌードル |
| 正午のマイクロムーブメント | 背骨のツイスト | 親指で胸骨を押す、背骨のツイスト | | | |
| 軽食 | ナッツ | 骨スープ、カップ1杯 | オリーブ、カップ1杯 | ホムスと野菜 | アボカド、半個 |
| 午後の飲み物 | 午後の楽しみ | | | | |
| 夕食 | カリフラワーのステーキ | 焼き魚とキノア | ローストチキンと野菜 | ニース風サラダ | マッシュルームとルッコラのソテー |
| 就寝前の飲み物 | カモミールティーまたはリコリスティー | | | | |
| 就寝時のマイクロムーブメント | 耳を肩に当てる、顎で円を描く、全身のストレッチ | | | | |

クエンチプログラムの要のスムージー——これ以外に呼びようがない——は、水分補給のための完璧な飲み物だ。だからこそ、ここでは多くの選択肢を紹介する。私たちが考案したそれぞれのスマート・スムージーには吸収のよい栄養素が含まれているが、その量はあなたが前へ、前へと進みつづけるためにちょうどよい量にしてある！ あとは実験あるのみ——レシピとは違うベリー、緑の野菜、体によい果物を使い、あなただけのスムージーを作り出そう。そして、手放せなくなるような質のよい携帯用容器を買ってほしい。

ところでスムージーをさらに栄養豊かなものにする簡単な秘訣がある——それは発酵飲料にすること。生リンゴ酢、ホットソース、味噌を加えるか、プロバイオティクスカプセルを開けるだけでいい。どれを加えても、適切に水分を取り込みながら、すばやく効果的に細菌の働きを促すことができる。

## ブレンダーについての注意

クエンチプログラムでは、レシピの大半の仕事はブレンダーが行う。現在、数多くの良質のブランドとモデルが販売されている——多すぎて選択に困るほどだ。

私たちは質のよくない1人用から、高価で豪華なレストラン仕様の複雑なモデルまで、すべて試してみた。まず考えるべきは、予算、キッチンのサイズ、そして機械を扱う能力だ。高速で高価なブレンダーはスムージーを完璧なまでに滑らかにしてくれるが、どのブレンダーであれ、水分補給プランを始められるのは間違いない。とにかく私たちの望みは、あなたに今よりよい気分になってもらうこと。安価なブレンダーを選び、ザラザラしたスムージーができたとしても、濾し器を使えば、もっと口当たりのよいものにできる。重要な繊維質はある程度失われても、水分補給効果を高めていることに変わりない。

また、寒い季節向け以外のスムージーに関しては、温かい飲み物（コーヒーなど）を使う場合、蒸気が出なくなるまで冷やすこと。蓋が跳ね上がり、火傷をする恐れがあるからだ。またブレンダーのサイズにもよるが、入れすぎないこと。入れすぎて厄介なことになった経験がある。必要なら、2回に分けて混ぜることだ。

## スムージーや他の飲み物を作るためのヒント

レシピはすべて、最適な水分補給ができるように注意深く作られている。材料も、栄養素だけでなく、水分吸収の効果が最大限になるように組み合わせた。

・より多く水分補給できるあなただけのオリジナルを作るには、1種類以上の葉物野菜またはハーブ（98％がゲル水）、あるいはその両方を含めよう。さらに甘味のために果物を少々加え、アボカド、オリーブ、質のよいオイル、ナッツや種子など健康によい脂肪を加え、ライムジュースあるいは生リンゴ酢で酸味を加え、最後に粗海塩をひとつまみ入れること。
・特に断りがなければ、どの飲み物のレシピも1人分になっている。適量は人によって違う。自分に適した量を飲むこと。
・レシピにチアシードとある場合、粉末のものを買うか、自分で粉末状にすること。粉末であれば、液体を加えたとたんゲル状になる。前もって水に浸す必要はない。
・冷凍の果物(できれば有機)を使っても問題ない。実際、冷凍のほうがつねに準備しておける。また職場でスムージーを作る場合、冷凍ベリーなら冷蔵庫で1週間もつ。
・スムージーや他の飲み物を作る場合、濾過水、湧き水、ミネラルウォーター、発泡水、どれを使ってもよい。蒸留水を選ぶなら、天然塩あるいは液体ミネラルを加えること(予算に合った良質のフィルターについては、「参考にしてほしい情報源」参照)。

## 暑い季節向けの飲み物

このレシピを夏向けの冷たいスムージーを作る際の指針にしてほしい。変化をつけるには、ホウレンソウの代わりにロメインレタスを入れたり、両方を組み合わせたりしよう。パセリ、ミント、バジル、セロリを使えば、爽やかな風味も加わる。少し甘さが欲しければ、リンゴの代わりに洋ナシかカボチャのピューレを入れてはどうだろう? 香り高いカルダモンをひとつまみ入れれば、また別の風味が加わる。

**グリーンスムージー**

作り方はいたってシンプル。ブレンダーにすべての材料を入れ、蓋をしっかり閉める。30～35秒混ぜる——すぐに飲むだけ。材料は必要に応じてカットしよう。

・ホウレンソウ、1カップ
・キュウリ、2分の1本。有機でなければ皮をむくこと。
・青リンゴ、1個。皮をむき、芯を取り、4等分する。
・ライム果汁、半個分
・ココナッツミルク、半カップ
・刻みショウガ、小さじ1～2杯
・濾過水または湧き水、1～2カップ。好みに応じて追加する。

**スイカとキュウリのスプラッシュ**

スイカとキュウリは同種の植物であり、水分の多い果物、野菜を並べた私たちのトップ10リストに入っている。天然塩をひとつまみ加えれば、電荷が高まる。水の代わりにハイビスカスやペパーミントなどのハーブティーを使えば、風味が増す。

・角切りにしたスイカ、1カップ
・中くらいのキュウリ、1本。有機でなければ皮をむくこと。
・新鮮なライム果汁、ひとしぼり
・粗海塩、ひとつまみ
・濾過水またはハイビスカスティー、1~2カップ。好みに応じて追加する。
・ミントの小枝。お好みで。

**ザ・クエンチ**

この飲み物には強力なブレンダーが必要となる。フェンネルは潰しにくいからだ。しかし頼りになるスムージーのひとつであり、渇きを癒やし、満腹感を与えるだけでなく、見た目も美しい。さらに私たちが大好きなクエンチ材料チアシードを混ぜる多くのレシピのひとつでもある。

・セロリ、3本
・キュウリ、2分の1本。有機でなければ皮をむくこと。
・ケール、ホウレンソウ、あるいはベビーリーフ、1カップ
・フェンネルの球根、半分
・洋ナシまたはリンゴ、半個
・ライム果汁、1個分

・ココナッツオイルまたはエキストラヴァージン・オリーブオイル、小さじ1杯～大さじ2杯
・ショウガ、1かけ。(1～2センチ) 好みに応じて追加する。
・粉末チアシード、小さじ1杯～大さじ1杯
・濾過水、湧き水または発泡水、1～2カップ。好みに応じて追加する。

**ベリーレッドスムージー**

このスムージーでは、赤キャベツが他の風味を圧倒してしまうと思うかもしれないが、実は違う。それどころか、ラズベリーの風味を際立たせる。ブレンダーに黒コショウ以外のすべての材料を入れ、蓋をしっかり閉める。30～35秒、または好みの濃さになるまで混ぜる。コショウを振りかけ、すぐに飲む。

・みじん切りにした赤キャベツ、1カップ
・生または冷凍ラズベリー、1カップ
・キュウリ、2分の1本。有機でなければ皮をむくこと。
・バジルまたはミントの葉、6～8枚
・ショウガ、1かけ(1～2センチ)。好みに応じて追加する。
・ココナッツオイル、小さじ1杯～大さじ1杯
・濾過水、湧き水または発泡水、1～2カップ。好みに応じて追加する。

・挽きたての黒コショウ

**ビートスムージー**

ビートはその薬効と栄養価のために何千年も利用されてきた。花をつけるビートの根から取れるビートパウダーは深紅色で、栄養素と抗酸化物質に富んでいる。必ず糖を添加していないビートパウダーを購入すること。

・チアシード（粉末が最適）、小さじ1杯～大さじ1杯
・生または加熱したビーツの角切り、半カップ分、またはビートパウダー、大さじ1杯
・赤ブドウ、1カップ（およそ10粒）
・クレソンまたはルッコラ、1カップ
・パセリの葉と茎、4分の1カップ
・ココナッツオイル、小さじ1杯～大さじ1杯
・ショウガ、1かけ（1～2センチ）。好みに応じて増減する。
・粗海塩、ひとつまみ
・濾過水、湧き水または発泡水、1～2カップ。好みに応じて追加する。

**マンゴーコラーダ**

マンゴーは血糖値を上げる食品だが、生リンゴ酢を少し加えれば、血糖の影響が弱まる。

・チアシード（粉末が最適）、小さじ1杯～大さじ2杯
・ホウレンソウ、ベビーリーフ、ロメインや他のレタスの葉物野菜、1カップ
・マンゴー、半個。皮をむき、刻む。
・キュウリ、2分の1本。有機でなければ皮をむくこと。
・生リンゴ酢、小さじ1杯
・カシューナッツ、4分の1カップ
・ココナッツオイル、小さじ1杯～大さじ1杯
・バジルの葉、6～8枚
・濾過水または湧き水、1～2カップ。濃さは好みに応じて調節する。

**クエンチデトックス**

・生または加熱した小さめのビーツ、1個。生ビートを使う場合、高速ブレンダーを使用するか、かなり細かい角切りにすること。
・セロリの茎、1本
・パセリ、ひとつかみ

・キュウリ、1本。有機でなければ皮をむくこと。
・ショウガ、少々
・レモン果汁、半個分
・ロメインレタス、4枚
・ホウレンソウまたはルッコラ、ひとつかみ
・熟した洋ナシ、半個
・濾過水または湧き水、1〜2カップ。濃さは好みに応じて調節する。

**パイナップルとマンゴーのスムージー**

・生または冷凍パイナップルの角切り、1カップ半
・生または冷凍マンゴーの角切り、1カップ
・ココナッツジュース、1カップ
・セロリ、1本
・ショウガ、1かけ。皮をむいたもの。
・生リンゴ酢、小さじ2杯
・濾過水または湧き水、1〜2カップ。濃さの好みに応じて調節する。

**グリーンスケープ・デトックス・スムージー**

・チアシード、大さじ1杯
・生または冷凍パイナップルの角切り、1カップ
・アボカド、4分の1個
・セロリの茎、1本
・バジルの葉、半カップ
・パセリ、半カップ
・キュウリ、2分の1本。有機でなければ皮をむくこと。
・ショウガのみじん切り、小さじ1〜2杯
・ライム果汁、半個分
・濾過水または湧き水、1〜2カップ。濃さは好みに応じて調節する。

**ブルーベリーとアボカドのスムージー**

・生または冷凍ブルーベリー、1カップ半
・アボカド、半個。皮をむき、種を取り除く。
・リンゴまたは洋ナシ、1個。半分に切り、芯を取り除く。
・濾過水または湧き水、1〜2カップ。濃さは好みに応じて調節する。

**ゴールデンスムージー**

・リンゴ、2個。4等分し、芯を取り除く。
・オレンジ、3個。皮は取り除く。
・レモン果汁、半個分
・ココナッツジュース、1カップ
・生ショウガ、少々。皮をむいたもの。
・生ターメリック、4分の1インチ分。または粉末、小さじ8分の1
・濾過水または湧き水、1〜2カップ。濃さは好みに応じて調節する。

**ラズベリースムージー**

・生または冷凍ラズベリー、1カップ
・オレンジ、2個。皮をむく。
・アボカド、半個
・バジル、ひとつかみ
・ココナッツジュース、半カップ
・濾過水または湧き水、1〜2カップ。濃さは好みに応じて調節する。

## 寒い季節向けの飲み物

葉の色が変わり始め、セーターを着て家を出るようになったら、体を温める熱い飲み物に切り替える時期だ。**水分補給は夏にするものだと考えがちだが、実は冬も同じくらい水分補給が必要となる。**私たちのレシピはたいてい風味と甘味を混ぜ合わせたものだ。魅惑的な味の組み合わせでもっと飲む気にさせ、この乾燥した季節に体の水分状態と免疫防御反応を向上させる。

以下のレシピはいずれも30〜35秒、または好みの濃さになるまで混ぜ、熱いうちにすぐ飲むのがお勧めだ。熱い液体を混ぜるので、爆発を防ぐために入れる量をブレンダーの半分以下にすること。

**ベルガモットとココナッツのお茶**

香《かぐわ》しいベルガモットは緑がかった小さめの柑橘類で、アールグレイティーに独特の香りを与える。コレステロール値を下げる強力なツールであることが、最近、明らかになった。

- アールグレイティー、1カップ
- ココナッツミルク、4分の1カップ
- 生カシューナッツの粉末、4分の1カップ

・粗海塩、ひとつまみ

**バジルレモンティー**

ハチミツが良質な湿潤剤なら、ステビア、羅漢果は血糖値を上げない良質な代用甘味料だ。健康食品店では粉末にした羅漢果を扱っている。バジルティーは世界中で知られているが、インドでは、聖なる茶、トゥルシーと呼ばれる。このお茶にはストレスを和らげる性質があると信じられている。バジルがなければ、生のミントを使用すること。バジルとレモンはリコリスティーに加えれば、豊かで満足感のある風味となる。カップにバジルの葉を入れたら熱湯を加え、ハチミツとレモン果汁を入れてよくかき混ぜよう。

・バジルの葉、3~5枚
・熱湯、1カップ
・生有機ハチミツ、小さじ1杯
・新鮮なレモン果汁、小さじ1杯

**ペルシャローズティー**

ローズの花びらは古代から水分補給材として利用されてきた。ローズペタルティーは健康食品店やオンラインで購入できる。私たちはプロバイオティクス(善玉菌)効果と水分保持効果で知られる味噌を少量加える。このレシピは、グルメ向け食品店などで扱っているローズペタルジャムを小さじ1杯加えると、味が引き立つ。次のリストにあるメイプルシロップで甘みをつけることもできる。これには良質な水分補給効果があるが、代わりに粉末または液体のステビアを少量使ってもよい（注意——粉末ステビアを使うのが初めてなら、小さじ8分の1などごく少量から始め、好みの味を見つけること）。粉末トウガラシを入れれば、抗炎症作用とわずかだが刺激的な風味が加わる。まずローズペタルティーを淹《い》れ、そこに残りの材料を加えてよく混ぜること。

・ローズペタルティー、1カップ。熱湯に5分間浸したもの。
・赤味噌または白味噌、小さじ1杯
・メイプルシロップ、小さじ1杯
・粉末トウガラシ、ひとつまみ

**味噌入り五味子《オミジャ》茶**

アジアのハーブとスパイスをうまく組み合わせた五味子茶は、健康食品店で購入できる。淹れたお茶に味噌を混ぜれば、すばらしい風味と甘い味になる。このレシピはローズペタルティーで作ることもできる。ローズペタルジャムを小さじ半分加えれば、実に風味が際立つ。

・五味子茶、1カップ。熱湯に5分間浸したもの。

・白味噌、小さじ半分～1杯

**生リンゴ酢とオレンジのサワー**

まるでおしゃれなカクテルのようだ。シュラグというアーリーアメリカンの飲み物のレシピが基になっている。植民地時代、寒さを吹き飛ばすために幅広く使われたものだ。ブレンダーにすべての材料を入れ、5～10秒混ぜる。ブレンダーを使わなくてもよい。熱湯を冷水に代えれば、夏にもすばらしい飲み物になる。

・熱湯、1カップ
・オレンジ果汁、1個分
・生リンゴ酢、小さじ半分
・粉末ショウガ、小さじ4分の1。生ショウガをおろして使ってもよいが、ザラザラ感が残る。健康食品店で買える新しい飲み物ジンジャーショットを使う手もある。

**エスプレッソ入りココナッツ・タヒニ**

ココナッツミルクとココアパウダーは昔からある組み合わせだ。エスプレッソとタヒニ（訳注／練りゴマ）を加えることで、さらに水分補給レベルを上げることができる。ブレンダーにすべての材料を入れ、30～35秒混ぜたら、熱いうちに飲む。

・ココナッツミルク、180ml
・無糖ココアパウダー、小さじ2杯
・熱いエスプレッソ、60ml
・熱湯、30ml
・タヒニ、大さじ1杯半
・メイプルシロップ、大さじ1杯
・海塩、ひとつまみ

## コーヒーで体を潤す

誰もがコーヒーと水分補給との関係について知りたいらしい。コーヒー党によい知らせがある。水分補給に関するこれまでの研究から、**一日400mg（コーヒーおよそ4杯）までのカフェイン摂取は脱水症を起こさない**とわかっている。

5日間クエンチプランでコーヒーは一日1杯にするように勧めているのは、それ以外にもっと水分補給に役立つ飲み物を飲むべきだからだ。クエンチプラン中に4〜6杯、あるいはそれ以上がぶ飲みしていては、利尿作用があるため体から大量の水分を奪う。だから、ダブルエスプレッソは控えよう。自分の体がコーヒーに耐性があるかどうかは、すでにわかっているだろう。

また、コーヒーについて新たに行われた大規模な研究から、コーヒーが全死因死亡率を下げることがわかっている。

**霊芝《れいし》コーヒー**

霊芝キノコには免疫力を高め、睡眠を促すなど多様な薬効があるため、アメリカ大陸、日本、ベトナム、中国で活用されつづけてきた。オンラインや健康食品店で粉末を購入できる。好みにより、粉末カルダモンやシナモン、あるいは少量のバニラを加えること。コーヒー半カップに霊芝キノコ、バター、メイプルシロップを混ぜる。カップに注ぎ、残りのコーヒーを加える。

・熱く濃いコーヒー、1カップ
・粉末霊芝キノコ、小さじ4分の1~2分の1
・バター、小さじ1杯
・メイプルシロップ、小さじ2杯

**オメガミラクル・コーヒー**

**オメガ3脂肪酸は人間の健康に欠かせない。これが初めて発見されたのは魚だが、チアシード、ヘンプシードにも豊富に含まれている。**コーヒーの代わりにこうしたもので一日をスタートさせるのもよいが、脳の働きを高めるコーヒーに混ぜることもできる。ココナッツとチアシードには相乗効果があり、ALAを効率よくEPAとDHAに転換させる。しかし、いくつかの代謝にはこれだけでは十分でない可能性がある。オメガ3脂肪酸は水の細胞膜通過を促す。ブレンダーに熱湯とコショウ以外のすべての材料を入れ、蓋をしっかり閉める。30〜35秒混ぜる。カップに入れ、飲む前に黒コショウをひと挽きかける。バニラエッセンスを少量加えると風味が増す。

・粉末チアシード、小さじ1杯
・ココナッツミルク、半カップ
・アーモンドバター、大さじ1杯
・粉末ヘンプシード、小さじ1杯
・粉末シナモン、小さじ1杯
・挽きたての黒コショウ、ひと挽き
・熱湯、1カップ。好みに応じて増やす。

**ふたりのカカオクエンチ**

このナッツとチョコレートの風味豊かな飲み物に入っている粉末はカカオだ。**カカオに豊富に含まれるミネラルは、体内で必要となる電荷の活性化に役立つ。**ブレンダーにメイプルシロップ以外のすべての材料を入れ、熱湯を加え、よく混ぜる。甘さを確かめ、必要ならメイプルシロップを加える。塩が風味に深みを与えてくれる。

・生または冷凍角切りパイナップル、1カップ
・細かく砕いたクルミ、4分の1カップ（高速ブレンダーならクルミを丸ごと入れてもよい）
・ライム果汁、半個分
・ココナッツオイル、大さじ1杯
・生カカオパウダー、大さじ1杯
・メイプルシロップ、小さじ1杯（パイナップルだけを入れた状態で甘さを確かめること）
・粗海塩、ひとつまみ
・熱湯、1カップ。好みに応じて増やす。

## カカオとカルダモンについて

生カカオパウダーは、人が摂取できる最も加工度の低いチョコレート。カカオの木になる果実から取れたカカオ豆を粉砕したものだ。これに対し、ココアパウダーは通常、安価で、わずかに加工されてはいるが、無添加――糖も乳脂肪もなし――の製品を買えば、生カカオパウダーの健康によい特性の多くがまだ残されている。

生カカオパウダーに豊富に含まれるポリフェノールは抗酸化物質として働き、日々の生活の中で作られる活性酸素のようなフリーラジカルのダメージから細胞を守る、強力な保護作用を持

つ。**カカオが心臓血管病による死亡率の低下と関連があり、抗炎症作用もある理由はここにある**らしい。米国栄養士会ですら植物由来の化学物質を豊富に含む食事を推奨しているが、そこにも適量のダークチョコレートが含まれている。

カルダモンはインドでショウガと組み合わせてよく使われるスパイスだ。アーユルヴェーダ医学では消化と解毒を促すとされている。腹部膨満感、ガス、胸やけ、便秘に効果があり、腎臓からの廃棄物の除去を促す。私たちは食後に口臭を消すために、果皮ごと嚙むのが好きだ。

### コショウ入りベーガンオーツミルク（約2ℓ分）

そのまま飲んでも、さまざまなミルクの代替品として使っても、とてもおいしい。好みでコショウを追加すること。コショウは抗菌剤として作用するだけでなく、どんな栄養素の吸収も促進させるものとして長い間使われてきた。だからこそ、英国植民地の人たちは、どこへ行くにも自分のコショウ挽きを持っていったのだ。大きめのボウルにすべての材料を混ぜ合わせる。清潔なティータオル（キッチンタオル）で覆い、室温でひと晩浸けおく。ブレンダーまたはハンドブレンダーで、ピューレ状にする。目の細かい濾《こ》し器を使い、ボウルまたはガラスジャーに濾し入れる。冷蔵庫で冷やし、3〜4日以内に使用すること。

・押しオート麦、1カップ
・冷たい濾過水あるいは湧き水、6カップ半（濃いめにするには4カップ）

・生有機ハチミツ、4分の1カップ
・カルダモン、小さじ1杯半
・海塩、ひとつまみ
・黒コショウ、ふた挽き強（お好みで）

## スープのレシピ

アジアからトルコを通り、イタリアまで、あらゆる長寿文化には、お茶を飲むようにスープを飲む習慣がある。現在もニューヨークのリトルイタリーでは、朝のコーヒーをスープに置き替えることがグルメたちの流行となっている。

スープには満足感があり、特に長く、寒く、乾燥した冬の日々の水分補給にもってこいの料理だ。ハンドブレンダーを使えば、鍋の中で簡単にスープをピューレ状にできる。さまざまなスパイスを加えたり、野菜もひとつふたつ増やしたりと、いろいろ試してみれば、スープ作りは楽しい実験になる。2回分まとめて作り、半分を冷凍しておくのは、昔からある時間節約術だ。

### フェンネルとピスタチオのスープ（4人分）

大きめの鍋を使い、中火でギーを溶かす。タマネギ、シャロットを入れ、頻繁に混ぜながら、4～5分炒める。フェンネルを加えたら、5分間加熱する。

チキンストックを加える。野菜が軟らかくなるまで、35～40分間、弱火でことこと煮る。スープを15分間冷やしてから、ブレンダーでピューレ状にする。数回分まとめて作る必要がなければ、ハンドブレンダーで楽にできる。スープを鍋に戻し、ココナッツミルクを混ぜ入れる。中火で再加熱したら、おたまでボウルに入れ、ピスタチオ、塩、コショウ、カルダモンを添える。

このレシピは、カラ・フィッツジェラルド医師のレシピに、水分補給効果をさらに高めるために手を加えたものだ。

- ギーまたは無塩バター、大さじ2杯
- タマネギのみじん切り、2カップ
- シャロットのみじん切り、2個分
- フェンネル、4カップ（およそ球根4個分）
- チキンストック、6カップ
- ココナッツミルク、1カップ
- 粗く砕いたピスタチオ、3分の1カップ
- 海塩と挽きたてのコショウ、少量
- 粉末カルダモン、小さじ4分の1

**ストラッチャテッラ（2人分）**

ストラッチャテッラとはイタリアのかき卵スープのこと。市販のストックでもよいが、この温かい料理は手作りが一番だ。鍋にストックを入れ、煮立てる。熱いストックに卵を割り入れてかき混ぜ、卵をヌードル状にする。ペストソースを入れ、よくかき混ぜる。スープをボウル2個に分け入れる。食べる前にピスタチオを散らし、オリーブオイルを渦巻き状に振りかける。

・チキンまたはビーフストック、2カップ
・大きめの卵、1個
・ペストソース（訳注／バジル、ニンニク、オリーブオイルなどで作るソース）、4分の1カップ
・砕いたピスタチオ、4分の1カップ
・エキストラヴァージン・オリーブオイル

**冷やしたハニーデューメロンと洋ナシのスープ（4人分）**

ブレンダーに材料を入れ、ピューレ状にする。すぐに4つのボウルに分けて食べるか、数時間冷やしてからボウルに分ける。各ボウルにオリーブオイルとカルダモン少量を振りかける。水、白ワイン、または昆布茶を加え、好みの濃さに調節する。

・角切りにしたハニーデューメロン、4カップ

・熟した洋ナシ、2個
・ココナッツミルク、4分の3カップ
・ライム果汁、2個分
・すりおろしたショウガ、大さじ1杯
・粗海塩、ひとつまみ
・エキストラヴァージン・オリーブオイル、小さじ1杯
・粉末カルダモン、少量

**チキンスープ**

ダナが初めて作った料理は自家製チキンスープだった。大学時代、マニシェヴィッツ社のインスタントスープの箱に書かれていた原料を読み、それを新鮮な材料を使って再現したのだ。そのチキンスープにはハーブのディルが加えられ、それが自分のママの味になっていることに気づいた記憶がある。冬の日にどんな病気を患っていようと、手作りのチキンスープ、別名「ユダヤ人のペニシリン」ほど効果のあるものはない——まあ病気にもいろいろあるが。市販の偽物、ナトリウムがどっさり入った缶入りの安物ではなく、本物の材料を使えば、水分をたっぷり補給できる。実はとても簡単だが、時間がかかる。1時間ほど鍋でスープをことこと煮ながら、水を加える必要があるかどうかを時々チェックするだけでよい。

大きめのスープ鍋にチキン、ニンジン、セロリ、タマネギ、パースニップ、ディルを入れる。

鍋に水を入れ、チキンが完全に水に浸かるようにする。いったん沸騰させたら、弱火でことこと煮る。1時間加熱しながら、時々、表面に浮いてきた灰汁《あく》とチキンのたんぱく質をすくい取る。好みに応じて、海塩とコショウを加える。鍋からチキンを取り出すとき、火傷をしたり、シリコン手袋から滑らせて床に落としたりしないように気をつけること。チキンは皿に載せて冷《さ》ます。チキンが触れるくらい冷めたら、皮を捨てる（あるいは犬に食べさせる）。清潔な手でチキンから骨を取ってばらばらにし、スープに戻し、さらに1時間ことこと煮る。タマネギは捨てる。パースニップは取り出し、バターを加えてつぶせば、簡単な付け合わせになる。

・有機飼育チキン、小さめ1羽（1100～1400g）。内臓を取り、洗浄したもの。
・ニンジン、5～6本。2インチ（約5㎝）の長さに切る。
・セロリの茎、5～6本。2インチの長さに切る。
・スペインタマネギ、大きめ1個。半分に切る。
・パースニップ、1本。2インチの長さに切る。
・生ディルまたはパセリ、1束
・海塩と挽きたて黒コショウ

**骨スープ（12人分）**

手作りするとますますおいしくなり、冷凍しても大丈夫。これはいわゆる大昔から伝わるレシピだ。絶対に失敗することはないので、挑戦してみよう。

オーブンを230℃まで予熱しておく。牛骨、チキン、タマネギ、ニンジン、セロリ、ネギ、ニンニクをロースト用の天板に載せ、20分間焼く。材料をひっくり返し、焦げ茶色になるまで、さらに10分間焼く。

大鍋に濾過水を12カップ入れる。生リンゴ酢、ローリエ、ハーブ、黒コショウを加える。焼いた骨、野菜、煮汁をこそげ取り、鍋に入れる。必要ならさらに水を加える。

鍋に蓋をし、沸騰させたら蓋を取る。火を弱め、8～18時間、ことこと煮る。材料がつねに隠れるくらい、水を足していく。長く煮れば煮るほど、スープの味がよくなる。時々、表面に浮いてくる灰汁をすくい取る。鍋をコンロから移動させる。少し冷めたら、目の細かい濾し器を使い、スープを他の容器に濾し入れ、骨と野菜を捨てる。スープをいくつかの容器に分け入れ、冷蔵あるいは冷凍する。

・肉のついたままの骨髄、膝、尾など1400gの牛骨と、チキンの背骨、首、翼
・タマネギ、1個。4等分する。
・ニンジン、2本。2インチ（約5㎝）の長さに切る。
・セロリの茎、3本。2インチの長さに切る。
・ネギ、2本。2インチの長さに切る。
・ニンニク、6かけ

・生リンゴ酢、大さじ2杯
・ローリエ、3枚
・ローズマリー、パセリ、タイム、各2束
・黒コショウの実、大さじ2杯

**ソテーしたネクタリンと松の実入り骨スープ（1人分）**

この風味のよい甘みの組み合わせは、ジーナのパーティーでいつも出される。次のレシピは1人分だ。小さめの鍋で骨スープを弱火で温める。別の鍋にギーまたはバターとローズマリーを入れ、ネクタリンをソテーしたら、軟らかくなるまでおいておく。ボウルを準備し、底に松の実を並べ、ネクタリンを重ねていく。果物とナッツの上から骨スープを注ぎ入れる。好みに応じて塩とコショウを振りかける。

・骨スープ、1カップ
・ネクタリン、1個。薄切りにする。
・ギーまたは無塩バター、大さじ1杯
・ローズマリー、1束
・松の実、4分の1カップ
・好みに応じて塩とコショウ

**ガスパッチョ（6人分）**

ガスパッチョは生野菜を入れた冷たいスープだ。固ゆで卵、クルトン、アーモンドの薄切り、キュウリの角切り、春タマネギの薄切りなどさまざまな薬味を入れたボウルが一緒に出てくるので好みで加える。

レシピはシンプルで、ブレンダーにすべての材料を入れ、10〜15秒混ぜる。このスープはピューレ状ではなく、少しどろどろしたものになる。冷蔵庫で冷やすこと。最後にオリーブオイルを振りかける。

・トマト、およそ1kg分。4等分する。
・キュウリ、1本。有機でなければ皮をむくこと。
・赤または緑の有機ピーマン、1個。種を取り除く。
・ニンニク、1かけ
・水、半カップ
・エキストラヴァージン・オリーブオイル、3分の1カップ
・生リンゴ酢、小さじ2杯
・海塩、黒コショウ、トウガラシ、ひとつまみ（お好みで）

**トマトと洋ナシのガスパッチョ（2人分）**

ガスパッチョは冷やして出すべきだが、氷のように冷たくしてはいけない。このレシピでは洋ナシまたはリンゴを使う。最後に刻んだピスタチオを振りかけ、サクサク感を味わおう。

ブレンダーにハラペーニョ以外のすべての材料を入れ、しっかり蓋をする。10～15秒、あるいは好みの濃さになるまで混ぜる。このスープはピューレ状ではなく、少しどろどろしたものになる。ハラペーニョのスライスを入れ、もう一度混ぜ、味を見る。辛くしたいなら、ハラペーニョを追加すること。冷蔵庫で2時間冷やす。ガスパッチョが濃すぎるなら、水4分の1～半カップを加えて混ぜてから出す。

・トマト、中くらい1個分の角切り。またはトマトジュース、半カップ
・洋ナシまたはリンゴ、中くらい1個。4等分する。
・生リンゴ酢、大さじ1杯
・キュウリ、1本。皮をむき、刻む。
・ライム果汁、1個分
・エキストラヴァージン・オリーブオイル、4分の1カップ
・赤ピーマン、半個。4等分し、種を取る。
・水、半カップ～1カップ
・ニンニク、中くらい1かけ。刻む。

・粗海塩、小さじ8分の1
・ハラペーニョ、小さめ1個。種を取り、スライスする。お好みで。

**スイカのガスパッチョ(4人分)**

**スイカとトマトは水分補給に最適な組み合わせで、両方でミネラルとビタミンのバランスがうまく取れる。**さらに驚くほどおいしい。

ブレンダーにハラペーニョ以外のすべての材料を入れ、10~15秒混ぜる。このスープはピューレ状ではなく、少しどろどろしたものになる。味を見て、必要ならライム果汁、塩、黒コショウ、ハラペーニョを加える。水または白ワインを加え、好みの濃さにする。冷蔵庫で2時間冷やす。

・カットした種なしスイカ、3カップ。角切りにした種なしスイカ、半カップ(付け合わせ用)
・トマト、2個。4等分する。
・キュウリ、1本。皮をむき、種を取り、刻む。
・赤ピーマン、1個。4等分し、種を取る。
・エキストラヴァージン・オリーブオイル、大さじ1杯
・ライム果汁、小さじ1~2杯
・ハラペーニョ、小さめ1個

・海塩、黒コショウ、粉末トウガラシ、ひとつまみ

**白いガスパッチョ（4人分）**

ガスパッチョはたいてい赤いが、白や淡い緑の材料を使えば、すばらしい夏の料理ができる。アーモンド以外のすべての材料を大きめのボウルに入れ、よく混ぜる。水を加え、好みの濃さにする。4つのボウルに取り分け、アーモンドをかける。好みに応じて塩を振る。ちょっとしたテクニックをひとつ。白ブドウ1カップ分を2枚のプラスチックの蓋の間におき、軽く押しつつしっかりと支えたら、蓋の間でよく切れるナイフをスライドさせれば、ブドウを一度に2等分できる。このテクニックはミニトマトを切るときにも使える。

・ハニーデューメロン、4カップ
・ココナッツミルク、4分の3カップ
・白ワイン、半カップ
・ライム果汁、2個分
・角切りのキュウリ、2カップ。
・シャロットのみじん切り、2個分
・白ブドウ、2カップ。スライスする。
・アーモンドの薄切り、半カップ

## 「食べる水」の朝食レシピ

クエンチプログラムで重要なのは、バランスの取れた栄養豊富な食事をすることだ。実行しやすくなるように、すばらしいレシピをいくつか用意した。

**レモンとポピーシードとチアシードのプディング（2人分）**

レモンポピーケーキは知っているだろうが、これはもっとおいしい。粘り気のある炭水化物を水分を与える栄養素に差し替える。

すべての材料を混ぜ、ジャーかガラス容器に注ぎ入れ、最低4時間あるいはひと晩冷蔵庫に入れてゲル状にする。最初の1時間のうちに何度か混ぜると、均等にゲル化できる。

・ココナッツミルク、2カップ
・チアシード、半カップ
・メイプルシロップまたは他の甘味料、4分の1〜3分の1カップ
・ポピーシード、大さじ1杯。好みで増やす。
・レモン果汁、半個分
・純粋バニラエッセンス、小さじ半分

・レモンの皮、半個分
・粉末カルダモン、小さじ半分
・粗海塩、ふたつまみ

**カラントとチアシードのプディング（1人分）**

チアシードとココナッツミルクをボウルに入れて混ぜる。覆いをしたら、冷蔵庫で最低4時間冷やす。食べる前にジャムをかける。角切りにしたモモやラズベリーなど新鮮な果物を加えたり、刻んだナッツやカボチャの種を振りかけたりしてもよい。

・チアシード、4分の1カップ
・ココナッツミルク、1カップ。脂肪分の多いもの、少ないものは好みで選ぶ。
・ピンクソルト、ひとつまみ
・低糖レッドカラントジャム、大さじ2杯。マルメロやイチジクなどのジャムでも可。

**ラズベリーとローズとチアシードのジャム（1カップ半の量）**

ラズベリーを鍋にかけ、弱火でかき混ぜる。熱が通ったら、ローズペタルジャムを加える。少し冷ましたら、ガラス容器かジャムビンに入れ、チアシードとカルダモンを混ぜ入れる。グルテンフリーのパンに塗って食べよう。

・冷凍ラズベリー、３００g
・ローズペタルジャム、大さじ３杯
・チアシード、大さじ３杯
・カルダモン、小さじ1杯

**ベイクド・アボカド・ネスト（4人分）**

アボカドは80％が水で、体に必要な良質の脂肪を含んでいる。種があるから果物だ。ダナはいつも窓の下枠にアボカドをおき、熟させている。

**アボカドには、心臓によい一価不飽和脂肪酸が豊富に含まれている**（オリーブオイルと同じ）。さらに**繊維質もカリウムも満載**している――実際、カリウムはバナナより多いほどだ。またビタミン、ミネラルの中でも、特にビタミンC、葉酸、ビタミンKの含有量が高い。

人間を対象とした研究からわかっているのは、アボカド摂取により、総コレステロール値、中性脂肪、悪玉のLDLコレステロール値を下げ、善玉のHDLコレステロール値を上げることだ。最後にアボカドには、眼の健康に重要な抗酸化物質ルテインとゼアキサンチンも多量に含まれている。

オーブンを２２０℃まで予熱しておく。それぞれのアボカドの中心から果肉を大さじ2杯分ほどすくい取り、卵が入るくらいの空間を作る。オーブン皿にアボカドをおき、それぞれに卵1個を割り入れる。卵が固まるまで15〜20分間焼く。すくい取ったアボカドは賽《さい》の目に切る。出す前に、それぞれ大さじ1杯のサルサソースと賽の目のアボカドを載せ、最後にライム果汁を振りかける。

・熟したアボカド、2個。半分に切り、種を取る。
・大きめの卵、4個
・サルサソース、大さじ4杯

## 「食べる水」の昼食と夕食のレシピ

**キノコとルッコラのソテー（2〜3人分）**

キノコは1種類でもよいが、マッシュルーム、ブラウンマッシュルーム、シイタケなど、いろいろなキノコを使ってもよい。**キノコは98％が水であり、その繊維質は水を保持する**ことでよく知られている。

大きめのスキレットを使い、中火でバターとオリーブオイルを熱する。キノコとニンニクを入れ、キノコが軟らかくなるまで、10〜12分加熱する。

くず粉をミルクに加え、キノコと一緒に2〜3分煮る。ルッコラとマスタードを入れて混ぜ合わせる。ルッコラが軟らかくなったら、小さじ半分の海塩とコショウを加え、熱いうちに食べる。

・ギーまたは無塩バター、大さじ1杯
・エキストラヴァージン・オリーブオイル、大さじ1杯
・スライスしたキノコ、２カップ
・ニンニク、３かけ。細かく刻む。
・くず粉、粉末チアシードまたはアマニ、大さじ1杯
・ココナッツミルクまたはアーモンドミルク、１カップ
・ルッコラ、４カップ
・粒の多いディジョンマスタード、大さじ1杯
・海塩、小さじ半分
・挽きたて黒コショウ

**カリフラワーのステーキ（4人分）**

多くの野菜と同じく、**カリフラワーもおよそ92%と多くの水分を含んでいる。**カリフラワーは焼くと甘くなり、カラメル化する。茹でたものとはまったくの別ものだ。カリフラワーはルッコラ、アルファルファ、スライスしたリンゴか洋ナシを入れたサラダを添えて出す。

オーブンを２０５℃まで予熱しておく。天板にクッキングシートを敷き、その上にカリフラワ

ーをおく。オリーブオイル、酢、ニンニク、シャロット、ローズマリーをボウルに入れて混ぜ、粗海塩と挽きたて黒コショウを加える。できたタレの半分を刷毛《はけ》でカリフラワーに塗る。カリフラワーを15分間焼く。料理ベラでカリフラワーをひっくり返し、残りのタレを刷毛で塗る。きつね色になるまで、およそ15〜20分間焼く。

・大きめのカリフラワー、1個。芯も含めて縦に4つ切りにし、4つの切り身にする。
・エキストラヴァージン・オリーブオイル、大さじ2杯
・生リンゴ酢、大さじ1杯
・ニンニク、2かけ。みじん切りにする。
・小さめのシャロット、1個。みじん切りにする。
・ローズマリーの葉、小さじ1杯。みじん切りにする。
・粗海塩と挽きたて黒コショウ

**レタスサラダ、ココナッツとパイナップル風味**

**レタスは尊敬されていない——水分が多く、水分補給にもってこいなのに。**だからトロピカルフルーツを使ってサプライズパーティーをしよう。

4等分したレタスを4枚のサラダ皿に盛る。ココナッツミルクとパイナップルをブレンダーに入れ、10〜15秒混ぜる。できたソースをレタスにかける。オリーブオイル、シェリービネガー、

シャロットを小さいボウルに入れ、混ぜる。そのドレッシングをレタスに振りかける。クルミを散らす。必要なら粗海塩と挽きたて黒コショウを加える。

・レタス、1個。4等分する。
・脂肪分の多いココナッツミルク、半カップ
・冷凍パイナップルの角切り、半カップ
・エキストラヴァージン・オリーブオイル、大さじ4杯
・シェリービネガー、小さじ1杯
・小さめのシャロット、1個。細かく刻む。
・2つ割りにしたクルミ、1カップ
・粗海塩と挽きたて黒コショウ

**トリプル豆サラダ（6人分）**

新鮮な野菜である豆を使えば、非常に多くの水分を摂取できる。だからこそ、こんな名前のレシピになった。

大鍋に水を入れ、沸騰させる。豆を入れ、2～3分だけゆがく。氷を入れた水で冷やす。シャロット、マスタード、ハチミツ、シェリービネガー、オリーブオイルを混ぜ、ビネグレットソースを作る。ソースの中に豆を入れて和える。赤チコリまたはビッブレタスに盛り、食べ

る。

・ロマノインゲン、230g。縦に切る。
・イエローワックスインゲン、230g。縦に切る。
・サヤインゲン、230g。縦に切る。
・シャロットのみじん切り、小さじ2杯
・マスタード、小さじ1杯
・ハチミツ、小さじ1杯
・シェリービネガー、4分の1カップ
・エキストラヴァージン・オリーブオイル、半カップ
・赤チコリまたはビッブレタス、1個

**ベイクド・オニオン**

これはローストチキンやターキー用のおいしい夏の付け合わせになる。余ったら、タマネギをピューレ状にし、再加熱すれば、スープになる。小気味よいザクザク感が欲しければ、ピスタチオなどナッツを散らす。

オーブンを180℃まで予熱しておく。小さめのオーブン皿にタマネギを入れる。その上にココナッツミルクをかける。タマネギそれぞれにギーまたはバターを大さじ1杯載せる。タマネギ

の間にローズマリーを差し込む。カルダモン、粗海塩と挽きたて黒コショウを散らす。タマネギに簡単にフォークが刺さるようになるまで、45〜50分焼く。

・タマネギ、4個。皮をむき、丸ごと使う。
・脂肪分の多いココナッツミルク、1缶（約400㎖）
・ギーまたは無塩バター、大さじ4杯
・新鮮なローズマリー、4束
・粉末カルダモン、小さじ1杯
・粗海塩と挽きたて黒コショウ

**ズッキーニヌードルのオリーブオイルがけ（4人分）**

夏の新鮮なバジルからペストソースを作り、冷凍しておくこともできるが、スーパーでもイタリア食料品専門店でも、質のよいビン入り製品を扱っている。このズッキーニのヌードルのよいところは、ひとつの鍋だけで料理できることだ。

ズッキーニをスパイラライザー（訳注／野菜を細長く、螺旋状に切る調理器具）でカットするか、ピーラーを使って螺旋状に切る。スキレットにオリーブオイルを入れ、中火で熱する。そこにズッキーニを入れ、時々混ぜながら、ヌードルが軟らかくなるまで、5〜7分加熱する。ペストソースを加え、まんべんなく絡める。粗海塩と挽きたて黒コショウで味を調える。4つのボウルに分け入れ、クルミを散らし、最後にオリーブオイルを振りかける。すぐに食べる。

・中くらいのズッキーニまたはペポカボチャ、あるいは両方(およそ1kg)
・エキストラヴァージン・オリーブオイル、大さじ3杯
・ペストソース、1カップ
・粗海塩と挽きたて黒コショウ
・刻んだクルミ、1カップ

**シンプル・ロースト・チキン(4人分)**

ダナはいう。「このレシピを気に入っているのは、あるディナーパーティーで作り、初めて大人になった気分になれたから。このレシピを本書に入れたいと思った理由は、チキンの質のよいたんぱく質がクエンチプログラムの完成度を上げてくれることだけではない――チキンの焼き方は、誰であれ、知っておくべきだからだ(初めて独り暮らしを始める多くの若者たちは知らない)。昔ながらのおいしい料理法には忘れられてしまったものもある。それをキッチンに取り戻す必要があると思う」

オーブンを218℃まで予熱しておく。チキンの内側、外側に粗海塩と挽きたて黒コショウを振る。乱切りしたシャロット、レモン、ローズマリーの束を詰め込む。表面にバターを塗る。天板に載せ、15分焼く。オーブン温度を177℃まで下げる。さらに30~45分間調理する(肉

の一番厚い部分、たいてい腿肉に温度計を差し込んでおけば、内部温度——最低74℃——も確認できる)。20分休ませたら、召し上がれ!

- 1・4kgくらいの有機飼育ロースト用チキン、1羽。内臓を取り、しっかり洗浄したもの。
- 粗海塩と挽きたて黒コショウ
- 乱切りにしたシャロット、1カップ分
- レモン、半個
- ローズマリー、2束
- 溶かしたバター、大さじ2杯(棒状バターの4分の1)

**焼き魚**

これもまた基本的な「大人」のレシピだ——さらに**質のよいたんぱく質がクエンチプログラムを手助けしてくれる。**

予熱したオーブンの上段に天板をセットする。魚の両側にオリーブオイル大さじ1杯をすり込み、粗海塩と挽きたて黒コショウと乾燥オレガノ大さじ1杯で味付けする。腹腔内にも忘れずに味付けする。魚を熱源にできるだけ近づけ、皮がパリパリになるまで、およそ7分焼いたら、ひっくり返し、反対側もパリッとするまで焼く。

広口密閉式ガラスビンに、レモン2個分の果汁を入れ、エキストラヴァージン・オリーブオイル3分の1カップ、乾燥オレガノ大さじ1杯、粗海塩、挽きたて黒コショウを混ぜ入れる。強く振ったら、魚にかける。レモンのスライスを飾って食べよう！

・スズキ、タイ、マスなどの魚、丸ごと1匹（洗浄し、鱗《うろこ》と内臓と尾ビレ以外のヒレを取り除き、頭と尾のみ残す）、およそ700g
・エキストラヴァージン・オリーブオイル、3分の1カップと大さじ1杯
・粗海塩と挽きたて黒コショウ
・乾燥オレガノ、大さじ2杯。分けておく。
・レモン、2個
・エキストラヴァージン・オリーブオイル、3分の1カップ

## 「食べる水」のデザートレシピ

デザートだって水分を与えるものがよい。疲れ果て、乾き切った気分になることなく、活動できるようなものにした。

**ココナッツとラベンダーのパンナコッタ、黒コショウ添え（4人分）**

このレシピは中世から伝わるものだ。イタリア王室の結婚式で出されていたものに手を加え

た。もちろん強力な水分補給力もある。

小さめの鍋を使い、ココナッツミルク1カップと粉末ゼラチンを混ぜる。5分間そのまま休ませ、ゼラチンをふやけさせる。バニラとラベンダーエッセンスを加え、弱い中火で加熱しながらよく混ぜ、ゼラチンを溶かす。沸騰させないよう注意すること! ゼラチンが完全に溶けたら、火を止め、メイプルシロップとココナッツミルクの残りを混ぜ入れる。

180㎖サイズのラムキン皿(訳注/深めの蓋なし焼き皿)4枚に注ぎ入れる。覆いをかけ、固まるまで最低4時間、冷蔵庫に入れる。挽きたての黒コショウをかけて出す。

・脂肪分の多いココナッツミルク、1缶(約400㎖)
・牧草牛のゼラチンまたはコラーゲンの粉末、小さじ1杯と4分の1
・純粋バニラエッセンス、小さじ1杯
・ラベンダーエッセンス、4滴
・メイプルシロップ、3分の1カップ
・各皿上で黒コショウを挽く。

**冷凍ブドウ**

体を冷やし、水分を与えてくれる軽食やデザートとして薦めるおいしいおやつに、冷凍種なし白ブドウがある。ビニール袋にブドウを1房入れ、冷凍するだけで食べられる。

**ラズベリーのポプシクル**

ポプシクルは暑い夏だけのものではない。この冷たくて疲れを癒やしてくれるおやつを準備しておけば、朝食、軽食、デザートとしても楽しめる。いろいろなベリーや果物を使ってみよう。ポプシクルレシピには強力なブレンダーを使うこと。

以下にすべて6本分のレシピで紹介する。作り方はいたって簡単で、材料を混ぜたらビスフェノールA（BPA）（訳注／プラスチック食器に使われる、内分泌攪乱《かくらん》作用が疑われる化学物質）が含まれていないポプシクル用流し型6個に分け入れ、冷凍し、固めるだけ。

まずはラズベリーだ。小さめのボウルにココナッツミルク、30㎖を入れ、そこにチアシードを5〜10分浸す。そのチアシードと残りのココナッツミルク、ラズベリー、ハチミツ、ライム果汁をブレンダーに入れ、ピューレ状にする。

・ココナッツミルク、150㎖
・チアシード、大さじ2杯
・生または冷凍ラズベリー、1カップ
・生有機ハチミツ、大さじ4杯
・ライム果汁、1個分

**チョコレートとアボカドのポプシクル**

・熟したアボカド、3個。皮をむき、種を取り、刻む。
・ココナッツミルク、1缶(約400㎖)
・生有機ハチミツ、大さじ6杯
・カカオパウダー、半カップ
・海塩、ひとつまみ
・純粋バニラエッセンス、小さじ1杯
・ココナッツオイル、小さじ1杯

**クリーミーバナナとカシューナッツのポプシクル**

材料のカシューナッツについては、水を入れたボウルに入れて浸し、軟らかくなるまで2〜6時間浸す。カシューナッツを水から上げ、すべての材料をブレンダーに入れ、ピューレ状にしよう。

・無塩生カシューナッツ、2カップ
・ココナッツミルク、1カップ
・バナナ、2本
・生有機ハチミツ、大さじ2杯

・生または冷凍ブルーベリーまたは種を取ったサクランボ、半カップ
・純粋バニラエッセンス、小さじ2杯

**オレンジのポプシクル**

・新鮮なオレンジ果汁、1カップ半
・ココナッツミルク、1カップ
・新鮮なレモン果汁、大さじ2杯
・生有機ハチミツ、大さじ2杯（お好みで）

**ベリーとラベンダーのポプシクル**

ブルーベリーとブラックベリーの2カップのうち、それぞれ4分の1カップはブレンダーに入れず、型にそのまま入れること。そこにピューレ状の材料を流し入れて冷凍し、固める。

・生または冷凍ブルーベリー、2カップ
・生または冷凍ブラックベリー、2カップ
・バナナ、1本
・ココナッツミルクまたはカシューミルク、半カップ
・ココナッツバター、4分の1カップ（オイルではなく、ピューレ状のココナッツ）

・生有機ハチミツ、大さじ2杯
・ラベンダーエッセンス、4滴
・純粋バニラエッセンス、小さじ1杯
・ピンクソルトまたは粗海塩、ひとつまみ

**ココナッツとライムとアボカドのポプシクル**
・ココナッツミルク、1缶（約400㎖）
・熟したアボカド、2個。種を取り、皮をむく。
・新鮮なライム果汁、半カップ
・ココナッツジュース、4分の1カップ
・生有機ハチミツ、4分の1カップ
・レモンの皮、大さじ1杯

# あとがき――あなたは水の塊

本書では、何より水分補給を優先すべきことを幾度も強調し、そのための新しい方法を示してきた。一日8杯の水を飲めというアドバイスは、水の問題を抱える世界には適していないことを、もうあなたは理解しているだろう。水は青いとは限らず、緑の植物からのほうがうまく取り込める。つねに新しい知識を求める時代にあって、私たちが伝えたかったのは、**水分補給の仕組みだけでなく、その裏にある科学的な仕組みだ。**

新しい水の相を明らかにしたポラック博士の驚くべき実験から、実は筋膜が体中に水を届ける真の給水システムだったという発見を考えると、水と体とのつながりの理解はまだ始まったばかりのようだ。さらにジャン＝クロード・ギンバトゥー博士の筋膜のビデオを観た私たちは、筋膜は単なる体内の給水システムではなく、水のエネルギーによって動く電気および情報システムでもあると考えるようになった。

本書を作り上げるには、他にもこれまでの常識を変えるような科学的知見が不可欠であり、執筆中にもそんなニュースがいくつか飛び込んできた。もっとも重要なふたつの発見は、ポラック博士のものだった。博士は光波が水分子にエネルギーを充電することを証明し、さらにゲル水があらゆる植物細胞に存在することを確認した。緑が存在するあらゆる場所に水が存在するのだ。「ジャーナル・オブ・セル・サイエンス」に掲載されたイー・ウェン・シューの論文によれば、緑の植物は人の体内で光を取り込み、必要に応じた栄養素を放出するという。これもまた常識を変えるような研究であり、私たちはその入り口に立ったにすぎない。そしてこの新しい科学はどれも、細胞革命の真っただ中で展開しつつある。人に起こっていることはなんであれ、人の中の細菌にも起こっている。さらにメイケン・ニーダーガード博士の報告によれば、人の脳にはこれまで誰も気づかなかった完全な排水システムが存在する。体内の水は、これからの時代、科学のまさに最先端となるだろう。

だから、今後は水のことを、単に夕食や錠剤を流し込むためのもの、長距離を走ったあとにがぶ飲みするものとは考えないこと。水は朝一番に求めるべきものであり、そのおかげで一日を乗り切り、夜には脳を浄化できる。

あなたは今では、疲労感であれ、ブレインフォグであれ、どこかが痛いのであれ、気分が優れないときに自分にたずねるべき第1の質問は、「水分を十分に取っているだろうか？」だとわかっている。なぜだろう？　**なぜなら、あなたもこの惑星と同じく、水の塊だから。**あなたの99％が水だからだ。

# 謝辞

**ダナから――**

私が心から感謝の念を伝えたいのは、あるとても特別な人たちだ。その誰もがそれぞれの形で貢献してくれたからこそ、本書の執筆を進めることができた。

まず感謝を伝えるべきは、深く理解し、大切な存在となった共著者ジーナ・ブリアだ。3年近く前のあの運命の日に、あのおいしいスムージーを持ってきてくれてありがとう。エージェントのリンダ・ローウェンタール。私を支えてくれただけでなく、編集段階ですばらしい貢献をしてくれたことに感謝する。アシェットブックグループの編集者ミッシェル・ハウリー。アドバイスをありがとう。キャシー・ハック、カミール・ペーガン、レスリー・メレディス。あなた方の貢献と編集作業に感謝する。

私の患者たちには、私が毎日、それぞれの生活についてたずねることを許容し、言葉ではいい尽くせないほど多くのものを返してくれたことに感謝する。あなた方は私の生きがいだ。

友人たちには、その支えと励ましに感謝する。親友がひとりいれば運がいいという――すると、パトリシア・リチャードソン、リズ・ベルソン、レスリー・ディック、スーザン・ラザラスと、親友が4人もいる私はかなり恵まれている。スティーヴ・フェルドマン、デヴォン・ノラ、ブルック・フリーマン、マイケル・シャーマン、サム・カーター、マンジュ・モレノには、手助けと慰めに感謝する。ダニエル・フェンスター博士とコンプリート・ウエルネスの全スタッフ、ジャン・ストリッツラー、デニス・ルセロ、ステファニ・リパニ、シロ・クレイマー博士、ダン・ケイ博士、マサエ・シモモト、デヴィッド・ハシェミプール博士、ティム・コイルには、私の正気を保たせ、健康を支えてくれたことに感謝する。

私を元気づけてくれた家族、特にリサ・オルベリー、ジェフ・コーエン、ランディ・ヘンリー。クレイジーな我が家族の一員であることをとても誇りに思う。その他のクレイジーな家族のことも忘れられない。ジェイミー・カムチェ、パッツィーおばさん、バディーおじさん、ヴィオラとミッシェル・グリネロ。あなた方の愛情と称賛に感謝する――それが毎日、私を前進させ、励ましてくれる。あなた方全員と、そのクレイジーな家族たち、つまり私の親類一同が大好きだ。

そして誰よりもヘンリー・カプラン。あなたの愛情と支え、特にその間抜けぶりに感謝する。あなたは私の世界を明るくするだけでなく、私が最も必要としているときに正気と心の安定をくれた。心から愛している。

**ジーナから――**

著者たちの告白――実は本書を書いたのは私たちではなく、本書が私たちを書いた。ただ書こうとしているだけなのに、新しい情報に捕まることが幾度もあった。そんな状況では誰に感謝するべきだろう？　銀行の列に並んでいると、見知らぬ人がマッサージ術の説明を始めた。それが本書に関係のあるものだったので、すぐに書き込んだ。新しい研究に関する情報がたくさん入ってきたが、大部分が原稿の締め切り前の数週間に発表されたものだ。聞いたことのないいくつもの組織からメールを受け取り、画期的な研究報告を知らされた。まるで遥かな宇宙から、私たちに向かって情報がピンポイントで送られてくるかのようだった。あなたもこの出来事の一部だから、どうかそれを次の人に伝えてほしい！　水の使用について考え直すのは、水の塊である私たちの誰にとっても、非常に重要なことだと信じている。たとえ人間であっても、動物、植物であっても、あるいはバスタブ、シンク、水のボトル、水遊び場、小川、川、湖、そして雨垂れ小僧であっても。私たちの今後の研究に協力し、水に祝福され、水に祝福を返そう。あなたの水分補給についての体験談を教えてほしい（www.hydrationfoundation.org）。

仲間のうちでも、ダナ・コーエン医学博士に特に感謝を伝える。「本を書きましょうよ!」。あの瞬間、心を揺さぶられた。ジェラルド・ポラック博士にも感謝を伝えなければと思う。紳士の科学者であり、誰より寛大な水の擁護者だ。本書は博士のライフワークから生まれた。非凡なエージェント、リンダ・ローウェンタールは本書の出版を実現させてくれた。彼女は実現できないとはこれっぽっちも考えなかった。アシェットブックグループの編集者ミッシェル・ハウリー。彼女がこのプロジェクトを喜んで受け入れてくれたから、私たちの前の扉が開いた。メアリー・エレン・オニールは25年以上、個人的に私の生活を編集してくれた。先見の明がある編集者ジュディス・クンストは、私たちが執筆を始める前から、読者が求めるものを知っていた。原稿の初期段階で支えてくれた人たちにも感謝する。タマル・グリムは手をおいただけで本の内容を読み取り、エリン・インクランは、どんな本でも読める人を見つけてくれる。メトロポリタン美術館分館、クロイスターズ美術館の司書、マイケル・カーターは、植物学および薬草の写本のめずらしいコレクションを惜しみなく見せてくれた。シカゴにある聖十字架修道院の修道士エゼキエル・ブレナンと12人のベネディクト会修道士たち。執筆のために6日間、静かで……歌声が響く避難所を与えてくれた。コロンビア大学身体調整部門責任者アニ・バーンズ。「優雅な馬のように動く」ことを最初に私に教え、水分補給と体を動かすことの研究にひらめきを与えてくれた。カレン・バリエット、サニー・ベイツ、アニタ・クーニー、マーゴ・フィッシュは、それぞれがユニークな「水の女王」だ。冒険的な科学の実験対象となってくれた。ニューヨーク州、ウォーターミルのショウ・スギ・バン・ハウス・フィットネスクラブの創設者エイミー・チェリー゠アビトボルは、水治療法の研究を支援してくれた。クリスティナ・マリー・キンブルと夫アレックスは、彼らのボート「ジプシーウィンド」上で「水を考えるリトリート」を実現させてくれ、おかげで死ぬ前にできるだけ死体になることが私の目標となった。エリー・コスタとマックス・フライは、8日間、私が執筆に集中できるようにと、親切にもマサチューセッツ州ウッズホールにある自宅を貸してくれた。それがウッズホールにある海洋生物学研究所（MBL）での、ふたつの偶然の出会いにつながり、本書の研究を裏づけることができた。その8日間に、MBLの細胞力学プログラム責任者ルドルフ・オルデンブルク博士に出会った。博士が私の目の前で、高速顕微鏡の下においたふつうのラップを引き伸ばしたとき、本書のふたつの中心原理である光波とストレッチングが、分子をより効率よく機能させるために整列させる様子を目撃した。テキサス大学サウスウェスタンメディカルセンター免疫学部長ローラ・フーパー博士にも、ウッズホールでひと晩だけ偶然に出会った。彼女がそこにいたのは、有名な金曜の夜の講義をするためで、MBLの科学者コミュニティのほぼ全員が講義を聞きにきていた。彼女がプレゼンで明らかにしたのは、あらゆる細胞が、あらゆる細菌も含めて、光を必要とする分子時計を持っていることだ。ローラ・ヘイムズ・フランクリンは解剖学的および体を動かすトレーニングを一緒に行い、本書にひらめきと情報を与えてくれた。TEDxニューヨークサロンで水の塊の実験に参加してくれた、ジェニファー・フィリップス、ダイアナ・エイトン＝シエンカー、グランマザーのエルダー・ナンシー・オードリィとヴィクトリア・カミングスは、アメリカ先住民の水に関する伝統的な知恵の在り処《ありか》を教えてくれた。

私の先生、デヴィッド・クロウにも感謝する。ハーブ専門家であり、フローラコピア創設者である先生のおかげで、私は突然、植物が生物学的な協力者だという新しい解釈ができるようになった。植物は、人間と共通する環境課題に理にかなった解決策を与えてくれる、進化のパートナーなのだ。

そして、もちろん私の家族たち。神よ、彼らを救い給え。夫ジェームズ・ヴェスコヴィ、私の子どもたち、アルマ、ルカ、カーロ。姉グレッチェンには特別な感謝の念を伝える。姉はこれまでずっと私を励まし、支えてくれ、私たちの母親ステファニーを心から気遣うその姿は、私に学びと恵みを与えてくれた。

# 訳者あとがき

何年も前のことだが、ほぼ一日、人混みを歩きまわったあと、疲れ果て、強い頭痛を感じた。帰り道にスポーツドリンクを買い、電車の座席で飲み干した。すると20分もしないうちに、気がつけば頭痛も疲労感も消えていた。いわゆる人酔いをしたと思っていたのに、実は脱水状態だったのかと驚いた経験がある。

そのスポーツドリンクも日常の水分補給、軽い運動後の水分補給としては濃度が高すぎる、水で薄めて飲むとよいといった話も聞く。また、経口補水液というものも市販されるようになった。一日に飲むべき水の量も1ℓという情報もあれば、2ℓという意見もあり、混乱するばかりだ。

著者たちは、現代人のそんな水分の問題に注目した。環境のせいで脱水症になっている人が多いことを伝え、いつ、どのように、どんな水分を、どれだけ補給すればよいのかを教えている。

ふたりが利用したのは古代から伝わる知恵と、植物が持つ力。アンデス、ヒマラヤ、タンザニアといった厳しい環境で生まれた知恵の数々を現代に生かそうというのだ。

そもそも水とはいったいどんなもので、どんな役割を果たしているのだろう。本書ではまず、水の「第4の相」といった最新科学から、人の体内で行われている水分補給の仕組みなど、基本的な情報を与えてくれる。さらに飲み物と食べ物のレシピ、取り込んだ水分を細胞に届ける体の動かし方、そういった取り組みが効果を生んだ症例などが具体的に書かれ、実際にやってみたくなる。なんと味噌、昆布茶、シイタケなど伝統的な日本の食材も登場する。また、ギンバトゥー博士の筋膜の働きを映したビデオは必見だ。その美しい映像は人体の不思議を再認識させてくれる。(https://www.youtube.com/watch?v=eW0lvOVKDxE)

これは統合医療専門医ダナ・コーエンと人類学者ジーナ・ブリアが互いの知識を持ち寄り、現代人の心身の健康のために書いた本だ。読者の方々の毎日がより快適なものになり、その知識がまわりの人たちにも広がっていくことを願っている。

翻訳にあたり、編集者の青木由美子さんにたいへんお世話になった。この場をお借りして、心よりお礼申し上げる。

2018年夏　　服部由美

＊本書未収録の原注は下記の講談社BOOK倶楽部サイトの「講談社の翻訳書」からPDFファイルをダウンロードできます。

「講談社　ノンフィクション」
nf.kodansha.co.jp

## プロフィール

【著者】ダナ・コーエン（Dana Cohen）
医学博士。統合医療の専門医として20年のキャリアをもつ。現在、マンハッタンの中心部にある統合医療および健康のためのクリニック、コンプリート・ウェルネスの医療責任者。オーガニック・アンド・ナチュラル・ヘルス・アソシエーション科学顧問、アメリカ進歩医学会（American College for Advancement in Medicine: ACAM）の幹部メンバー。同医学会では理事会および教育委員会の顧問を務めており、年間1500人以上のマスターレベルのヘルスケア・プロバイダーを養成する隔年会議のプログラムディレクターでもある。セント・ジョージズ大学医学部で医学博士号を取得、アルバニー・メディカルセンターを経て現職。

【著者】ジーナ・ブリア（Gina Bria）
人類学者、作家、講演者。Hychia, LLC.のCEO。25年以上にわたってさまざまな民族の儀式、儀式に用いる食品、食糧戦略を研究している。彼女は「リアル・ワールド・スカラー」と呼ばれ、人類と水分摂取の専門家でもある。ハイドレーション・ファウンデーション代表として、現代の環境における水分補給の必要性についてTEDなどで講演。旅行中の高齢者、学生や子ども、アスリートのための水分補給に関する新しい科学的なアプローチを提唱している。ワールドワイド・ウォーター・アンド・ヘルス・アソシエーション創立会員、TEDxニューヨークサロンのシニアアドバイザー、ソーシャル・サイエンス・リサーチ・カウンシル元フェロー。

【訳者】服部由美（Yumi Hattori）
翻訳家。訳書にジョー・マーチャント『「病は気から」を科学する』、ジュリア・ショウ『脳はなぜ都合よく記憶するのか』、ジェイソン・パジェット他『31歳で天才になった男』、マシュー・ロゲリン『僕がパパに育つまで』(以上、講談社)、キャロライン・メイス『思いやりのチャクラ』(サンマーク出版)などがある。

「食《た》べる水《みず》」が体《からだ》を変《か》える
疲労《ひろう》・肥満《ひまん》・老《お》いを遠《とお》ざける、最新《さいしん》の水分補給《すいぶんほきゅう》メソッド

2018年7月12日　第1刷発行

著者……………………ダナ・コーエン
　　　　　　　　　　ジーナ・ブリア
訳者……………………服部《はっとり》由美《ゆみ》



装幀……………………永井亜矢子（陽々舎）
発行者…………………渡瀬昌彦
発行所…………………株式会社講談社
東京都文京区音羽2丁目12－21［郵便番号］112－8001
電話［編集］03－5395－3522
　　［販売］03－5395－4415
　　［業務］03－5395－3615
印刷所…………………慶昌堂印刷株式会社
製本所…………………株式会社国宝社
本文データ制作………講談社デジタル製作



ISBN978-4-06-221010-2

## 講談社の好評翻訳書

スティーヴン・マーフィ重松
坂井純子 訳
**スタンフォード大学マインドフルネス教室**
エリートの卵たちの意識を変えた感動授業。集中力・洞察力を高めることで、隠された能力はどんどん開花する。いま大注目の手法！
1700円

バーナード・ロス
庭田よう子 訳
**スタンフォード大学dスクール 人生をデザインする目標達成の習慣**
デザイン思考があなたの現実を変える！ スタンフォード大学の伝説の超人気講座を公開!! どんな人生にするかはあなた次第だ！
1800円

ジョー・マーチャント
服部由美 訳
**「病は気から」を科学する**
科学も心も、万能ではない。英国気鋭のジャーナリストが最新医療における「心の役割」について、緻密な取材をもとに検証する
3000円

ジャック・アンドレイカ
マシュー・リシアック
中里京子 訳
**ぼくは科学の力で世界を変えることに決めた**
治療が難しいガンの早期発見法を開発した15歳。いじめ、うつ症状、恩人の死……多くの困難を乗り越え、進み続ける科学少年の物語
1600円

エイミー・モーリン
長澤あかね 訳
**メンタルが強い人がやめた13の習慣**
メンタルが強くなれば、最高の自分でいられる。主婦から兵士、教師からCEOまで役立つ、新しい心の鍛え方
1600円

マックス・テグマーク
谷本真幸 訳
**数学的な宇宙 究極の実在の姿を求めて**
人間とは何か？ あなたは時間のどこにいるのか？ 「数学的宇宙仮説」を立てた物理学者が導く、過去・現在・未来をたどる驚異の旅！
3500円

表示価格はすべて本体価格（税別）です。本体価格は変更することがあります。